計算機と脳

J.フォン・ノイマン

柴田裕之 訳

筑摩書房

THE COMPUTER AND THE BRAIN (Second Edition)
by
John von Neumann
Copyright © 1958 by Yale University Press
Copyright © renewed 1986 by Marina v. N. Whitman
Foreword to the Second Edition copyright © 2000
by Yale University
Japanese translation published by arrangement with
Yale University Press through
The English Agency (Japan) Ltd.

目　次

第2版に寄せた序言　7
はしがき（クララ・フォン・ノイマン）　21

まえがき　31

第1部　計算機

アナログ計算機の処理手順 …………………………… 34
　標準的な基本演算／それ以外の基本演算

デジタル計算機の処理手順 …………………………… 37
　標識と，その組み合わせと，それを表す実体／デジタル計算機の型とその基本装置／並列方式と直列方式／標準的な基本演算

論理的制御 ……………………………………………… 42
　プラグ制御／論理的テープ制御／どの基本演算にもただ一つの装置という原理／結果として生じる特別な記憶装置の必要性／「制御系列」ポイントによる制御／記憶装置による制御／記憶装置による制御の作動様式／複合的な制御方式

数値の複合的な処理手順 ……………………………… 54
　数値の複合的な表現——それに基づいて設計された計算機

精　　　度 ……………………………………………… 57
　（デジタル方式に）高い精度が求められる理由

現代のアナログ計算機の特徴 ………………………… 61

現代のデジタル計算機の特徴 …… 61

能動コンポーネント——速度の問題／必要とされる能動コンポーネントの数／記憶装置のアクセス時間と記憶容量／能動素子で構成される置数器／記憶装置の階層の原理／記憶装置——アクセスの問題／アクセス時間の概念の複雑さ／直接アドレスの原理

第2部　脳

ニューロンの機能の概要 …… 73

神経インパルスの特質 …… 73

刺激の過程／パルスによるパルス誘発の仕組み——そのデジタル的性質／神経の反応と疲弊と回復の時間的特徴／ニューロンの大きさ——人工の素子との比較／エネルギー消散——人工の素子との比較／比較のまとめ

刺激基準 …… 85

最も単純な基準——基本的論理性／より複雑な刺激基準／閾値／加重時間／受容器の刺激基準

神経系における記憶の問題 …… 93

神経系における記憶容量の概算の原理／前記の条件に即した記憶容量の概算／記憶の様々な物理的実体の候補／人工の計算機との類似性／記憶を支える素子は，基本的な能動素子を支える素子と同じである必要はない

神経系のデジタル部分とアナログ部分 …… 101

前述の文脈における遺伝的仕組みの役割

コードと，計算機の機能の制御におけるその役割　102

完全（コンプリート）コードの概念／ショートコードの概念／ショートコードの機能

神経系の論理構造 ……………………………………… 106
　　数値的な手順の重要性／数値的な手順と論理との相互作用／高精度の必要性が見込まれる理由

用いられる記号系の特質
　　——デジタル的ではなく統計的 ……………………… 109
　　算術的劣化——算術的深度と論理深度の役割／算術的精度か論理的信頼性かという選択／使用可能な通信系のほかの統計的特徴

数学の言語ではなく脳の言語 ………………………… 113

解説〔野﨑昭弘〕　117
訳者あとがき　133

第2版に寄せた序言

 一見おとなしげなこの小品は、じつはハリケーンの中心に位置している．数々の有力な主張や競合する研究プログラムが形作る大渦巻きの中心にあって，明瞭さと落ち着きの根源を成している．しかも，近年におけるコンピューター・テクノロジーの爆発的進歩，これ抜きでは20世紀後半は永遠に語れない進歩の最初期である1956年に書かれたのだから，なおさら異彩を放つ．ジョン・フォン・ノイマンが最後に引き受けた連続講義（その中身をまとめたのが本書だ）で提供しようとしたのは，脳が行っている可能性のある計算活動についての所見——現代の計算理論のレンズを通し，当時存在していたコンピューター・テクノロジーと実証的神経科学の光に照らして得られた，バランスのとれた所見だ．

 当時の所見はどんなものであれ，今では救いようもないほど時代遅れになっていると思う向きもあるだろう．だが，断じてそのようなことはない．純粋な計算理論（計算可能な関数の要素を生み出す理論）について言えば，ウィリアム・チャーチやアラン・チューリング，そしてある程度まではノイマン本人によって築かれた下地は，彼らが一

人として望みえなかったほど，今なお頑健で豊穣であり続けている．そのレンズはスタートの時点で適切な方向に向けられ，広範な問題に依然として鋭く焦点が合っている．

　コンピューター・テクノロジーに関して言えば，21世紀を迎えようとしている今，アメリカのすべての職場と半数の家庭に見られるコンピューターはみな，「ノイマン型」として親しまれるようになった方式の実例だ．それらは，おもにノイマンが開発・研究した機能構成を具体化したもので，その構成は，マシンの変更可能な「記憶装置」に記録された逐次的「プログラム」を使って，マシンの「中央演算処理装置」が行う基本的計算ステップの性質と順序を決定する．この体系の本来の論理的根拠が，本書でノイマン自身の言葉できびきびと明快に概説されている．ただし，今なら「プログラム」と言うところで彼は「コード」と言い，私たちなら「マシン語プログラム」と「高水準プログラミング言語」という言葉を使うところで「コンプリートコード」と「ショートコード」という言葉を使っている．とはいえ，変わったのは用語とマシンのクロック速度だけにすぎない．ノイマンが生きていたら，携帯情報端末の「パーム」からスーパーコンピューターまで，ポーカーのゲームをしているものであろうが，宇宙の起源のシミュレーションをしているものであろうが，現在目に入るマシンはすべて，もともと自分が考案したものの類型であることを見て取っただろう．私たちはコンピューター・テクノロジーの進歩を数多く経験したが，彼は，何ら実質的な意

味でそれに取り残されてはいない.

　実証的神経科学はどうかというと，状況はやや複雑だが，いっそう興味深い．まず，神経科学のいくつかの分野（神経解剖学，神経生理学，発達神経生物学，認知神経生物学）そのものがみな，途方もない進歩を遂げた．ここでも，半世紀に及ぶ丹念な研究によって，本質的に新しい科学が誕生した．昨今の多くの実験技術（電子顕微鏡，共焦点顕微鏡，パッチクランプ法，脳波計，磁気脳造影撮影装置，X線体軸断層撮影装置，陽電子放射断層撮影装置，磁気共鳴断層撮影装置など）のおかげで，脳の繊維状微細構造や，その微小なパーツの電気化学的な振る舞いや，様々な形の意識的認知作用の間の全体的活動が，以前よりはるかによくつかめてきた．脳は依然として多くの謎を宿しているが，もはやかつてのような「ブラックボックス」ではない．

　とはいえ，不思議な話だが，関連したこの二つの科学——一方は人工的な認知プロセスに，もう一方は天然の認知プロセスに焦点を当てたもの——は，1950年代から今日に至るまで，互いにはほとんど接点を持たぬまま，類似した関心事を追求してきた．コンピューター・サイエンスで修士号や博士号を取得した人は，脳についてはほとんど，あるいは（多くの場合）まったく学んだことがないのが通例で，彼らの研究活動はたいてい，プログラムを書いたり，新しい言語を開発したり，性能の向上がとどまるところを知らぬマイクロチップ搭載のハードウェアを開発・

製造したりすることに終始するため，実証的神経科学と接触するきっかけすらない．同様に，神経科学で修士号や博士号を取得した人は普通，コンピューター理論や自動機械理論(オートマトン)，形式論理学，2進数の演算，トランジスターの電子工学的性質については，ほとんど，あるいはまったく学んでいない．おそらくその代わりに，顕微鏡での検査用に脳の組織の薄片を染色したり，生体ニューロンに微小電極を挿入して，様々な認知課題の最中の，ニューロンの電気的振る舞いを記録したりすることに研究時間をかけたのだろう．コンピューターを使い，プログラミング言語を習ったとしても（実際，多くの人が使ったり習ったりしたはずだ），自分の実験活動を行ったり照合したりする道具として使ったにすぎず，それは電圧計や電卓，ファイリング・キャビネットと変わりはない．

　今にして思えば，これら二つの科学のどちらも，自らの領域について学ぶことは尽きなかっただろうし，それぞれ大成功を収めてきたとはいえ，相手に対して相手の領域について教えるべきことはほとんどなかったというのが真相のようだ．重なるところがある（つまるところ，ともに，認知プロセスや計算プロセスへの関心を持っている）ように思えるのにもかかわらず，両者は並走するばかりで，相手からほとんど，あるいはまったくインプットを受けることなく，目覚ましい進歩を遂げた．だが，それはなぜか？

　それに対する根強い答えは，脳は独自の物理的な体系を持っており，標準的なコンピューターで使われるノイマン

型とはまったく異なる計算戦略を使っているから，というものだ．現に，この二つの姉妹科学は50年近くにわたって，重要な点で異なるテーマに狙いを定めてきた．振り返ってみれば，互いにかなり独立したまま進歩を遂げたのも無理はない．

　この答えは今なお激しい反論の的となっており，実際，誤っているかもしれない．しかしこの答えは，生物の脳が数多くの奇跡のような認知作用を現実にはどのように行っているか，そして様々な形の人工知能の構築という，依然として重要な企てはどのように推進するのが最善かについて，現在起こっている議論の核心にある．私たちは生物学的システムの明らかな限界（おもにスピードと信頼性の限界）にはかまわず突き進み，電子的システムの素晴らしい可能性を追求するべきなのか？　電子的システムは，原理上は，そしてノイマン型の基本構想を使ってさえ，考えうるどんな計算活動も実行したり模倣したりできるのだから．それとも，理由はともかく，昆虫類や魚類，鳥類，哺乳類の脳で見られる計算体系を真似ることを試みるべきなのか？　そして，そもそも，それはどんな体系なのか？　それは，人工のマシンの中で起こっていることと，重大な違いや興味深い違いがあるのか？

　読者は，本書でノイマンが従来の見方とはまったく違った，先見性と説得力のある答えを披露していることを知って驚くかもしれない．ノイマンは本書の前半を使って，（彼の功績としてあまりに有名な）従来の概念を順を追っ

て説明し，いよいよ脳について語る段になると，「機能の仕方が，一見するとデジタル方式である」という当初の結論を思いきって提示する．しかし，ニューロンのデータに関するこの最初の見方は，一見すると強引なものでもあった．それはノイマンもただちに認めて，それから詳しい検討に移る．

彼が最初に挙げる問題点は，ニューロン間のつながりに，典型的な「ANDゲート」や「ORゲート」が持つ「二つの入力経路，一つの出力経路」という構成が見られないことだ．どの細胞もたいてい，典型的なゲートの構成で必要とされるとおり，ただ一つの出力用軸索を持つものの，個々の細胞はほかの多くのニューロンから100以上，いや，数千以上もの入力を受ける．この事実は決定的な意味を持つわけではない——たとえば，多値論理学というものもある．だが，ノイマンは再考を促される．

ノイマンが脳の「基本的な能動素子」（おそらくニューロン）とコンピューターの「基本的な能動装置」（さまざまな論理ゲート）の根本的な特徴を一つひとつ比較し始めると，話はいよいよおもしろくなってくる．彼の見るところ，空間的にはニューロンは，コンピューターでニューロンに相当すると思われる電子的装置（素子）に比べて，少なくとも100分の1以上小さいという利点を持つ（当時，この推定はじつに正確だったが，写真蝕刻のマイクロチップの予期せぬ登場に伴い，少なくとも二次元の基板に対しては，大きさの面での優位性はあっさり消えてなくなっ

た．この点については，ノイマンを大目に見てよいだろう）．

　もっと重要なのは，処理速度に関しては，ニューロンが非常に不利な点だ．ニューロンは真空管やトランジスターに比べて，基本的な論理演算に必要な時間が 10^5 倍にも及ぶかもしれないとノイマンは推定する．これについては，彼は正しいかもしれない（それについては，後で述べる）．強いて言えば，ニューロンの重大な劣勢を過小評価している．もしニューロンがせいぜい 10^2 ヘルツほどの「クロック周波数」しか持ちえないとしたら，今や最新世代のデスクトップ・コンピューターが示す 1000 メガヘルツのクロック周期（つまり，毎秒 10^9 回の基本演算）と比べると，ニューロンは 10^7 に近い差をつけられたことになる．したがって，こう結論せざるをえない．もし脳がノイマン型のコンピューターであれば，カメのようにのろく，どうあがいても人工のコンピューターには太刀打ちできない．

　そのうえ，脳が変数を表示しうる精度も，デジタル・コンピューターの精度をはるかに下回る．コンピューターが 8 桁，10 桁，あるいは 12 桁の 10 進数を楽々と使いこなせるのに対して，ニューロンが使っていると思われる表示方法（軸索に送るスパイク列の周波数）では，よくて 2 桁程度の精度（具体的に言うと，およそ 100 ヘルツの最大周波数の ±1% 程度）に限られるように見えるとノイマンは言う．これは厄介だ．非常に多くの段階を経る計算を

するうちに，初期の段階での小さな表示誤差はたいてい積み重なって最後のほうの段階では大きな誤差になるからだ．そのうえ，多くの重要な種類の計算では，初期の段階のごく小さな誤差も，その後の段階で急激に増幅され，途方もなく不正確な最終結果に必然的につながるから，なおさらたちが悪いと，彼はつけ加える．したがって，もし脳が，10進数2桁分の表示精度しか持たないデジタル・コンピューターだったら，計算機としてはとんだ劣等生になってしまう．

　スピードと精度というこれら二つの厳しい限界が相まって，ノイマンを次のような結論に導く．すなわち，脳がどのような計算方式を採用しているのであれ，彼の言う「論理深度」は最小限のものしか持たないに違いないというのだ．言い換えれば，脳が何をしているのであれ，デジタル・コンピューターの中央演算処理装置が超高頻度で行う再帰的活動のように，逐次的に制御された何千という計算ステップを次々に処理することはできない．ニューロン活動の遅さを考えると，脳にはごく些細な計算しかする時間がない．そして，典型的な表示能力の精度の低さを考えると，仮に十分な時間があったとしても，正確な計算はできないだろう．

　これはノイマンにとって，頭の痛い結論だった．なぜなら，前記のような限界があるにもかかわらず，脳はどういうわけか，多種多様な込み入った計算をこなしているからだ．しかも，瞬く間に．だが，ノイマンの主張に不備は

まったくない．彼が指摘した限界は，まさしく存在する．それでは，私たちは脳について，いったいどう考えればよいのか？

ノイマンがいみじくも悟ったとおり，脳の計算方式は，論理深度の避けがたい不足を，素晴らしい論理幅で埋め合わせているようだ．彼の言うように，「大規模で効率的な天然のオートマトンは非常に並列的なことが多く，対照的に，大規模で効率的な人工のオートマトンはあまり並列的ではなく，むしろ*直列的だ*」（強調はノイマン）．前者は「なるべく多くの論理的な（あるいは情報の）データ項目を*同時に*拾い上げ，同時に処理する傾向がある」（強調は筆者）．これは，脳の「基本的な能動素子」の総数を数えるときには，ニューロンだけではなくシナプスの数もすべて含めなくてはいけないことを意味すると，ノイマンは言い足す．

これらはみな，重要な洞察だ．今では周知のように，脳にはシナプスの結合がおよそ10^{14}あり，そのそれぞれが，軸索から伝わる信号を調整し，受け手のニューロンに渡す．その後，これらのシナプス結合（一つの細胞に一万もある）からの入力を合計するなどしてまとめ，今度は自らの軸索に出力を生じさせるのがニューロンの仕事だ．肝心なのは，これらの微小な調整活動がすべて同時に起こることだ．つまり，個々のシナプスが毎秒100回ほど活性化するので（典型的なスパイク周期は100ヘルツ前後であることを思い出してほしい），脳によって行われる基本的

情報処理活動の回数の合計は，毎秒およそ 10^2 の 10^{14} 倍回，つまり 10^{16} 回にのぼる！　これはどんなシステムにとっても驚くべき偉業であり，先程紹介した，最先端のデスクトップ・コンピューターによる毎秒 10^9 回の基本演算回数を優に上回る．けっきょく脳は，カメでも劣等生でもないのだ．そもそも，直列的なデジタル・マシンではなく，はなはだ並列的なアナログ・マシンだからだ．

　ノイマンは以上のことを主張しており，現代の神経科学と，並列ネットワークのコンピューター・モデリングは，たいていそれを強力に裏づけている．ノイマンが推測した計算の代替戦略は，今では，次のようなものに思える．つまり，何千あるいは何百万もの同期した軸索スパイク周期（それは非常に大きな「入力ベクトル」を形成する）のそれぞれに同時に，さらに大きな行列（すなわち，一群のニューロンを別のニューロンの集団に結びつけている何百万ものシナプス結合の配置）の係数を掛け合わせ，「出力ベクトル」（すなわち，受け手のニューロン群全体に及ぶ，同期した軸索スパイクの周期の新たな，異なるパターン）を生み出すという戦略だ．何であれ，脳が獲得した可能性のある知識や技能を具現化しているのは，何百万，いや何兆というこれらのシナプス結合が獲得した全体的配置だ．そして，軸索による（たとえば，五感からの）入力がニューロン群に到着するとたちまち計算のための変化を見せるのも，やはりこれらのシナプス結合だ．このおかげで，スピードが確保できると同時に，ノイマンが必然のものと考

えていた反復による誤差の増幅を避けることも可能になる．

とはいえ，ただちに述べておかなければならないが，この決定的な洞察は，ノイマンのデジタル・テクノロジーや直列的テクノロジーの正当性をいささかも損なうことはないし，人工知能を生み出すという私たちの希望に影を落とすものでもない．まったく，その逆だ．私たちはシナプス結合の電子版を作り，従来のノイマン型の基本構想に頼ることなく，人工ニューロンの壮大な並列ネットワークを生み出し，脳が明らかに採用している，深度は小さいものの幅は途方もない計算方式の電子版を創造できる．この電子版は，全体として，人間の脳のおよそ 10^6 倍速いという，なんとも魅力的な特性まで備えている．これは，生化学的な素子ではなく，電子的な素子でできているからにほかならない．これは様々な意味合いを持つ．たとえば，あなたの脳をシナプスの一つひとつに至るまで電子版で置き換えたら，あなたが自分の頭の中の素子を使って一年がかりで行った一連の思考を，わずか30秒でこなせる．そしてこのマシンは，あなたが自分の頭の中で送ったなら70年かかる知的生活を，30分あれば終わらせられる．どう見ても，知能というテーマには興味深い未来が待っているようだ．

ここで一言警告を発しておかなくてはならない．シナプスは微小な乗算器であり，ニューロンはシグモイド出力関数の微小な合算器であり，情報はニューロンのスパイク

周期によってのみコード化されているという仮定に基づいて，小ぶりの人工神経回路網(ニューラル・ネットワーク)がすでに構築されたことは事実だ．そして，これらのネットワークの多くが，少なくとも長いトレーニングの後には，目覚ましい「認知」能力を示していることも事実だ．だが，これらのネットワーク・モデルは，アナログ方式でははなはだ並列的ではあるかもしれないが，本物のシナプスやニューロンの振る舞いに見られる精妙さや多様性は，ほとんど示さない．神経科学の研究が進むにつれて，ノイマンが悟ったのとちょうど同じように，私たちにもわかってきているのだが，脳活動の最初のモデルはどれも，ニューロンによる計算の実態を，せいぜい，ごくおおまかに真似た程度でしかなく，脳による処理は本来デジタル方式であるという，過去の推測——本書でノイマンが異論を唱えたもの——と同じで，完全に間違っていることが判明するかもしれない．軸索の振る舞いという形で情報をコード化する方法は複数ある．シナプスでその情報を調整する方法も複数ある．そして，それをニューロンの中でまとめる方法も複数ある．現在のモデルは私たちの想像力をかき立てる程度には機能しているが，脳は依然として多くの謎を秘めており，私たちは今後も何度となく，おおいに驚かされることになりそうだ．私たちの任務は完了にはほど遠く，ノイマンが明らかにそうであったように，人間は経験から得られる事実の前には謙虚でなくてはならない．

　ノイマンは，20世紀の「コンピューター革命」のほぼ

すべての根底にある計算機の設計概念の生みの親であり，この革命は，少なくともアイザック・ニュートンの力学やジェイムズ・マクスウェルの電磁気学に匹敵するほど大きな影響を長期にわたって人類の将来に与えることだろう．そのうえノイマンには，脳に関するかぎり，自分自身の計算機の基本設計概念に縛られることなく，ことによるとさらに大きな力を持つものを解釈する，新しいパラダイムの概略を見据えるだけの懐の深さと洞察力があった．

　知能の特質についての幅広い議論の最後には，解説者が期待を込めて，「知能の分野でニュートン」の役割を果たせる人の到来を求めるのを，よく耳にする．だが，私たちはそれとは違う形でこの序言を結びたい．ここまでの解説で示唆したように，そして，この後の本文から明らかになるように，こう言いきって差し支えないだろう——待望のニュートンはすでに到来した，そして，残念ながら，すでに去ってしまった，と．その人物こそ，ジョン・フォン・ノイマンなのだ．

　　　　　　　　　　　　　　　　ポ　ル・チャーチランド
　　　　　　　　　　　　　　　パトリシア・チャーチランド

はしがき

　シリマン講義はアメリカで行われるもののうちでも最古の部類に入る傑出した連続講義で，その講師を務めるのは，世界中の学者にとって，たいへんな特権であり名誉であると考えられています．従来，講師はおよそ2週間にわたって一連の話をし，講義の原稿を本にまとめて，それを，シリマン講義の舞台で本拠地であるイェール大学が出版することになっています．

　1955年の初め，夫のジョン・フォン・ノイマンに，1956年春学期の3月の後半か4月の前半にシリマン講義をしないかという話がイェール大学からありました．ジョニーはこれをたいへん名誉に思い，とても喜びました．ただし，引き受けるには，一つだけ条件をつけざるをえませんでした．それは，講義は1週間だけにさせてほしいということです．しかし，講義の原稿は，自分の選んだテーマについて，もっと詳しく書くつもりでした．そのテーマとは「電子計算機と脳」で，夫はずいぶん長いこと，これに興味を抱いてきました．講義の期間を縮めるようにお願いしなければならなかったのは，いたしかたありません．アイゼンハワー大統領によって，原子力委員会のメンバーに

任命されたばかりで，これは専従職であり，学者であってもワシントンの持ち場を長く離れることは許されなかったからです．とはいえ夫には，講義の原稿を書く時間ならとれることがわかっていました．それまでもずっと，夜や早朝に自宅で執筆していたからです．夫はほとんど際限なく仕事をすることができました．とくに，興味を持っているときには．そして，自動機械(オートマトン)には未解明の可能性がたくさんあり，夫は強い関心を抱いていました．ですから，講義の期間をいくぶん切り詰めなくてはならなくても，しっかりした原稿を用意できるという自信があったのです．この最初の折にも，後の悲嘆に包まれた危急のときにも，親身に接し，理解を示してくれたイェール大学は，夫の願いを聞き入れてくれました．こうしてジョニーは委員会での新しい仕事に就きました．表立ってではないにせよ，オートマトンの理論の研究を続けることも励みとしながら．

1955年春，ジョニーは1933年以来，数学部門の教授を務めてきたプリンストンの高等研究所を一時的に離れ，私たちはワシントンに移りました．

ジョニーは1903年にハンガリーのブダペストで生まれました．幼いころからすでに科学の分野で驚くべき才能と興味を示し，抜群の記憶力を並外れた形でたびたび発揮しました．大学に入る歳になると，ベルリン大学，チューリヒ工科大学，ブダペスト大学で，最初に化学を，次に数学を学びました．1927年にはベルリン大学の員外講師に任命されました．過去数十年間にドイツのどこの大学であ

れ，このような職に任命された人のうちでも最年少の部類に入るでしょう．その後ジョニーはハンブルク大学で教え，1930年にプリンストン大学の招きに応じて初めて大西洋を渡り，1年間，客員講師を務めました．1931年にはプリンストン大学の正式の教員となり，アメリカを永住の地とし，新世界の市民権を得ました．1920年代と30年代には，ジョニーの科学的な関心は多岐にわたりました．おもに理論的な分野です．そして，量子論や数理論理学，エルゴード理論，連続幾何学，作用素環の問題，純粋数学のほかの多くの領域で論文を発表しました．その後，30年代後半に，理論流体力学の問題，とりわけ，既知の解析手法で偏微分方程式の解を求めようとするときに直面する非常な困難に興味を持ちました．世界中で戦争の暗雲が地平線に垂れこめていたころに，この問題に取り組んだ夫は，科学的な国防事業に手を染めることになり，数学と物理の応用分野にしだいに興味を深めていきました．流体力学のとても複雑な問題である衝撃波の相互作用は，国防上の重要な研究課題の一つとなり，答えの一部を得るためには膨大な量の計算が必要とされたので，ジョニーは高速の計算機の使用に踏み切りました．そして，陸軍弾道学研究所のためにフィラデルフィアで製作されたエニアックで，多くの未解決の問題を自動制御機械の助けを借りて解決する大きな可能性を初めて体験しました．夫は，エニアックの数学的・論理的設計の一部を修正するのを手伝い，以後，最後に意識をなくすまで，急速に使用量が増え

ているオートマトンの未知の側面や可能性に興味を抱き，魅了され続けたのでした．

1943年，マンハッタン計画が始まると間もなく，ジョニーは「西部に消えた」科学者の一人となり，ワシントンやロスアラモス，その他多くの場所を行き来し始めました．高速の電子計算装置で行われる数値計算が，多くの未解決の科学的難問を解決する上で大きな助けになることを夫が確信し，多様な分野の人々にもそれを理解してもらおうとしたのは，この時期です．

戦後ジョニーは，選りすぐりの技術者や数学者たちと，プリンストンの高等研究所で電子計算機の試作機，通称「ジョニアック」を作り，これがやがて全国で同類の計算機のパイロットモデルとなりました．ジョニアックで開発された基本原理には，今日でも，最高速の最先端計算機で使われているものがあります．ジョニアックの設計にあたって，ジョニーと同僚たちは，脳の既知の働きの一部を真似ようとしました．これがきっかけで，夫は神経学の研究に取りかかり，神経学と精神医学の分野の人に会い，関連するテーマの会合にしばしば足を運び，とうとう，生体の脳を極端に単純化したモデルを手本として人工の計算機を作る可能性について，そうしたグループに講義するようになりました．やがてシリマン講義で，これらの考えをさらに発展させ，拡張することになります．

戦後の年月，ジョニーはさまざまな分野の科学的問題の研究に時間を割り振りました．とくに興味を持ったのが気

象学で，それは，この学問では数値計算の助けでまったく新しい展望が開けそうだったからです．夫は，核物理学の分野で拡大の一途をたどる諸問題の計算の手助けにも時間の一部を充てました．原子力委員会の各研究所とも緊密な連携を保ちながら働き続け，1952 年には同委員会の一般諮問委員会のメンバーになりました．

　1955 年 3 月 15 日，ジョニーは原子力委員会のメンバーに宣誓就任し，5 月の初めには，私たち一家はワシントンに越しました．ところが，3 か月後の 8 月，夫の疲れを知らぬ驚異的な精神を中心に回っていた私たちの活発で胸躍る生活は，唐突に停止したのです．ジョニーは左肩に激しい痛みを覚えるようになり，手術の後，骨肉腫の診断が下されました．その後数か月，私たちは，希望と絶望のはざまを漂いました．肩の異状は恐ろしい病気の一回限りの現れで，この先ずっと再発しないという自信が湧くこともあれば，ときおり夫を襲う名状しがたい疼きや痛みによって，未来への希望を打ち砕かれることもありました．この間ずっと，ジョニーは取りつかれたように仕事に打ち込みました．日中はオフィスで過ごしたり，仕事でしばしば出かけたり．夜は科学の論文を書いたり，委員の任期が切れるまで先延ばしにするつもりだったことを片づけたり．シリマン講義の原稿にも計画的に取り組み始めました．このはしがきに続くページに書かれていることの大半は，先も見えぬまま待ち続けていた，このころに書かれました．11 月末，私たちは次の衝撃に見舞われました．脊椎に何

箇所か病巣が見つかったのです．そして，夫は歩くのにも難儀するようになりました．それ以後，病状は悪化するばかりだったものの，治療と看護によって，たとえ一時的にであれ，この致命的な病気の進行を食い止めるという希望が，わずかに残っていました．

1956年1月には，ジョニーは車椅子に頼らざるをえなくなったものの，相変わらず会合には出席し，オフィスにも出向き，講義の原稿の準備も続けました．日に日に体力が衰えているのは明らかで，やむなく旅行も講演も一つ，また一つとキャンセルしましたが，唯一の例外がシリマン講義でした．エックス線治療を受ければ，脊椎が少なくとも一時的に強化され，3月末にはニューヘーヴンに行き，夫にとってとても大切なこの約束を果たせるという希望がいくらかありました．それでも，講義はさらに減らしてせいぜい1，2回にしてもらうよう，シリマン講義委員会にお願いするほかありませんでした．まる1週間も講義をするのは負担が大きすぎ，体の弱っている夫には危険だったからです．ところが，3月にははかない希望もすべて消え，どこへだろうとジョニーが旅をすることなど，考えられなくなりました．それにもかかわらず，あくまで親切で理解あるイェール大学は講義を中止にせず，原稿が届けば誰かに代読させようと言ってくれました．ジョニーは一生懸命取り組みましたが，予定していた講義の原稿を期限までに仕上げられませんでした．そして，その後もついに書き終えられぬままになるという，悲運の幕切れに至ったの

です．

　4月の初め，ジョニーはウォルター・リード陸軍病院に入院し，そのまま二度とこの病院を離れることなく，1957年2月8日に亡くなりました．シリマン講義の未完の原稿も，入院するときにいっしょに持ち込み，何度か続きを書こうとしましたが，そのときにはもう，病気が手に負えなくなっており，ジョニーの並外れた精神をもってしても，肉体の衰弱には勝てませんでした．

　ジョニーの人生最後の悲しい数年間を通じ，親身に接して力になってくださり，このたびは，故人を追悼して，未完の断片的な原稿をシリマン講義録の一巻に加えてくださった，シリマン講義委員会，イェール大学，イェール大学出版局に対して，心からお礼申し上げたいと思います．

1957年9月，ワシントンにて
　　　　　　　　　クララ・フォン・ノイマン

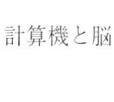

まえがき

　私は神経学者でも精神医学者でもなく，数学者なので，本書の内容については多少の説明と正当化が必要だろう．本書は，数学者の視点から神経系を理解するための取り組みだ．そうは言ったものの，これには次の二つの本質的な面で，ただちに断り書きをつけ加えなくてはならない．

　第一に，本書での私の試みを「理解するための取り組み」と呼ぶのは大げさだろう．私がやろうとしていることは，そのような取り組みがどうなされるべきかについての，多少体系化された推論にすぎないからだ．つまり，私は，(数学的に導かれた) 攻略法のうち，どれが論理的に期待が持てそうで，どれがその逆に見えるかを，そのほとんどがぼんやりとしか見えないほど遠くから推定しようとしているのだ．もちろん，そうした推定に合理的な説明を加えるつもりではある．

　第二に，本書の文脈では「数学者の視点」に立っていることを承知しておいていただきたいのだが，これは通常の場合と力点の置き所が違っている．一般的な数学の技術はさておき，論理的な面と統計的な面を重視するからだ．さらに，論理学と統計学は，もっぱらではないにせよ主とし

て,「情報理論」の基本的な道具と見るべきだろう．また，複雑な論理的・数学的自動機械(オートマトン)の設計，評価，コード化をめぐって積み重ねられた一連の経験が，この情報理論の大半にとって，関心の的となるだろう．そのようなオートマトンの，唯一ではないにせよ最も典型的な例が，大型の電子計算機だ．

ついでながら言っておくと，そうしたオートマトンの「理論」について語れれば，どれほど素晴らしいことか．残念ながら，今のところ存在しているのは——そして，私が取り上げざるをえないのは——およそ明瞭とは言いがたい言葉で述べられ，まとまりを欠く「一連の経験」としか呼びようのないものだ．

最後になったが，私の主たる目的は，じつは，神経系の探究のかなり異なる一側面を明るみに出すことだ．神経系を数学的に——すでに概説した意味で「数学的」に——深く探究すれば，それにかかわる，数学自体の様々な側面の理解にも影響が及ぶだろう．それどころか，数学や論理学そのものに対する私たちの見方も変わるかもしれない．そう考えるに至った理由についても，おいおい説明を試みようと思う．

第1部

計算機

まず，計算機の分類と働きの根底にある原理について述べよう．

　現在の計算機は大きく二分できる．「アナログ」型と「デジタル」型だ．そのどちらであるかは，処理する数値が内部でどう表されるかで決まる．

アナログ計算機の処理手順

　アナログ計算機では，数値は適当な物理量によって表される．あらかじめ定めておいた単位でその物理量を計測した値が，もともとの数値に等しくなるようにするのだ．ここで言う物理量とは，たとえば，円板が回転する角度や，電流の強さ，あるいは（相対的な）電圧などだ．計算の実行，すなわち，既定の計画に沿う数値の処理を可能にするには，数値を表すそうした物理量に対して数学の基本演算を行う装置（コンポーネント）を計算機に備えておくことが必要とされる．

標準的な基本演算

基本演算とは通常「四則演算」のことを指す．つまり，加法 ($x+y$)，減法 ($x-y$)，乗法 (xy)，除法 (x/y) だ．

たとえば，二つの電流を足したり引いたりするのが容易なのは言うまでもない（同方向に流したり，逆方向に流したりすればよい）．（二つの電流の）掛け算は少し難しいが，それを実行する電気的装置は種々ある．同じことは割り算（ある電流を別の電流で割ること）についても言える（加法や減法の場合とは違い，乗法や除法では当然，電流を計測する単位が重要だ）．

それ以外の基本演算

アナログ計算機には注目すべき特質を持つものがあるので，それについては詳しく説明しておかなければならない．アナログ計算機のなかには，前記の四則演算とは異なる「基本」演算を核として構築されたものがある．たとえば従来からある「微分解析機」では，円板が回転した角度によって数値を表し，計算処理にあたっては，加法 ($x+y$) と減法 ($x-y$) の代わりに，演算 $(x \pm y)/2$ を用いる．なぜなら，簡単に入手できる単純なコンポーネントである「差動歯車」（自動車の後部駆動軸で使われているのと同じもの）を用いれば，この演算は実行可能だからだ．また，乗法 xy の代わりには，まったく別の処理手順が踏まれる．微分解析機では，すべての量を時間の関数として表し，「積分器」と呼ばれる装置を利用するのだ．積

分器は時間関数の二つの量 $x(t), y(t)$ に対して（「スチルチェス」）積分 $z(t) \equiv \int^t x(t)dy(t)$ を行う．

この仕組みの要点は三つある．

第一に，前述の三つの演算を適切に組み合わせれば，標準的な四則演算のうち三つ，すなわち，加法，減法，乗法を実行できる．

第二に，巧妙な「フィードバック」の手法と組み合わせれば，四つ目の演算である除法も行える．ここではそのフィードバックの原理については一言触れるだけにしておこう．そのフィードバックは陰関数のような関係を解く方法のように見えるものの，実際には，簡略化された繰り返しと連続的な近似による，とりわけエレガントな仕組みだ．

第三に，これは微分解析機の正当性の裏付けでもあるのだが，この計算機の基本演算，$(x \pm y)/2$ と積分は，多様な問題に対して，通常の四則演算（$x+y, x-y, xy, x/y$）よりも経済的だ．もっと詳しく説明しよう．複雑な数学の問題を解くための計算機はどんなものでも，その仕事をこなすように「プログラム」しなくてはならない．つまり，その問題を解くための複雑な処理は，計算機の基本演算の組み合わせで置き換えなくてはならない．その置き換えが，なおさら手の込んだ手順を必要とすることも頻繁にある．前述の複雑な演算を，そのような基本演算の組み合わせで——望ましい（あらかじめ定められた）精

度まで——近似することになるからだ．だが，問題の種類に応じて，より効率的な基本演算の組み合わせが存在するかもしれない．すなわち，その問題に向いた短く簡潔な組み合わせがあるかもしれないのだ．たとえば，具体的には，全微分方程式系——微分解析機はそもそも全微分方程式系を念頭に設計されている——に関しては，前記の独自の基本演算のほうが最初に述べた一般的な四則演算 $(x+y, x-y, xy, x/y)$ より効率的だ．

次にデジタル計算機の話に移る．

デジタル計算機の処理手順

10進法を用いるデジタル計算機では，個々の数値の表現方法は，通常，私たちが数字を書いたり印刷したりする方法と同じで，10進桁数字の列として表される．それぞれの10進桁数字は，「標識」*の系によって表現される．

標識と，その組み合わせと，それを表す実体

10通りの表現ができる標識であれば，その標識だけで1個の10進桁数字を表すに足る．一方，2通りしか表現できない標識ならば，標識のグループを作り，そのグループを一つの10進数に対応させなくてはならない（たとえ

---

* 符号(code)の個々の要素を表現する記号あるいは信号のこと．たとえば，01000001 という2進数の符号であれば，個々の0や1が標識．［訳注］

ば，そのような「二つの値を取る標識」3個からなるグループでは，8通りの表現が作れる．だが，これでは10進桁数字は表しきれない．そこで，標識4個で1グループとすれば，16通りの表現ができる．これなら十分足りる．したがって，10進桁数字1個につき少なくとも4個の標識を用いなくてはならない．もっと多くの標識からなるグループを用いる理由もあるだろう．後述参照）．10値の標識の例として，あらかじめ割り当てられた10本の導線のうちの1本に発生する電気パルスが挙げられる．二つの値を取る標識の例としては，あらかじめ割り当てられた1本の導線に発生する電気パルスがある．この場合，パルスの発生の有無によって情報（標識の「値」）が伝達される．そのほかに考えられる，二つの値を取る標識として，正か負の極性を持つ電気パルスがある．もちろん，ほかにも標識の仕組みとして妥当なものは多数ある．

　標識についてもう一点考察しよう．先程例として挙げた10値の標識は，見てのとおり，二つの値を取る標識10個から成るグループだ．つまり，先に述べた意味では，余剰が非常に多い．最低限，二つの値を取る標識4個で1グループとしても同じ仕事がこなせる．4本の導線から成るシステムを考えよう．電気パルスが，その4本のどんな組み合わせでも（同時に）発生しうるとすれば，その組み合わせは全部で16通りあるので，そのうちのどれか10通りをあてがえば10進桁数字のそれぞれに対応できる．

　こうした標識は，通常，電気パルスであり（あるいは，

その値が有効であるかぎり継続する電圧か電流でもよい），電気的な信号制御装置（ゲート素子）によって制御しなくてはならない点が要注意だ．

デジタル計算機の型とその基本装置

　現在に至るデジタル計算機の発達過程では，電気・機械式の継電器，真空管，クリスタルダイオード，強磁性コア，トランジスターが順に用いられてきており——なかには，組み合わせて用いられたり，計算機の記憶装置（後述参照）にだけ用いられたり，記憶装置以外の「能動」装置に用いられたりしたものもある——その結果，多種多様なデジタル計算機が生まれた．

並列方式と直列方式

　さて，計算機内部では，数値は 10 値の標識（あるいは標識のグループ）の列によって表される．そうした列は，計算機の設計方法に応じて，内部の複数の装置に同時に——つまり並列に——現れたり，単一の装置で時間的に連続して——つまり直列に——現れたりする．計算機が，たとえば，小数点の「左側」と「右側」にそれぞれ 6 桁数字が並ぶ 12 桁の 10 進数を処理する設計になっているとすれば，数値を伝送するための情報チャネルのそれぞれに，12 個の標識（あるいは標識のグループ）を提供しなくてはならない．（この仕組みには，様々な形で様々な程度まで柔軟性を持たせることが可能だ——そして，現に多

くの計算機でそうした工夫がなされている．たとえば，ほぼすべての計算機で小数点の位置が調整できる．しかしここでは，これらの問題にはこれ以上立ち入らないことにする．）

標準的な基本演算

デジタル計算機の処理は，これまでずっと四則演算に基づいてきた．この，よく知られている四則演算に関しては，以下のことを述べるべきだろう．

第一に，加法について．アナログ計算機では加法は物理的な過程で処理されるのだが（前述参照），それとは対照的に，デジタル計算機の場合には厳密かつ論理的な規則によってこの処理——桁数字の和をどのように求めるのか，いつ繰り上げをするのか，これらの処理をどうやって繰り返したり組み合わせたりするのか，など——が制御される．桁ごとの数字の和が持つ論理的特質は，（10進法ではなく）2進法を用いたときに，なおさら明白になる．実際，2進法の加法の結果（0＋0＝00，0＋1＝1＋0＝01，1＋1＝10）は次のように言うことができる．桁数字の和は，加数と被加数が異なる場合に1，そうではない場合には0となり，繰り上がる数字は，加数と被加数がどちらも1であれば1，そうでなければ0となる．このように繰り上がる可能性があるため，実際には3項の加法の結果を考えておく必要がある（0＋0＋0＝00，0＋0＋1＝0＋1＋0＝1＋0＋

$0=01$, $0+1+1=1+0+1=1+1+0=10$, $1+1+1=11$). これは次のように言うことができる. 桁数字の和は, (繰り上がりを含めた) 三つの数字のなかに, 1が奇数個 (1個または3個) 含まれていれば1, そうでなければ0となり, 繰り上がりの数字は, (繰り上がりを含めた) 三つの数字のなかで1のほうが多い (2個または3個ある) 場合は1, そうでなければ0となる.

　第二に, 減法について. 減法の論理構造は加法の場合と非常によく似ている. 減法は, 減数の「補数をとる」簡単な装置によって加法に還元できる*——そして, 通常はそうする.

　第三に, 乗法について. 加法と比べれば, その性質が本来, 論理的であるのはより明白だ——だが, 構造はいっそう入り組んでいる. まず, (被乗数と) 乗数の桁数字との積を求め (通常, 可能な10進桁数字のすべてについて, 様々な加法の仕組みによってなされる), 次に, (適切な桁送りをして) すべて足し合わせる. 乗法の場合も, 2進法を用いれば, 論理的性質はいっそうわかりやすく明白になる. 2進数の場合, 桁数字がとりうるのは0か1だけなので, (乗数と被乗数との) 積は, 乗数が0のときには0, 乗数が1のときには被乗数自身となる.

　これまでの規則はすべて正の数値の積を求める場合に適用できる. 一方, 正負どちらの符号も持ちうる数値を扱う

＊　ある数の「補数」とは, その数を足すことによって桁上がりが発生する最小の数. [訳注]

場合には，論理的規則を追加し，符号に関して起こりうる4通りの状況を制御する．

　第四に，除法について．論理構造は乗法の構造と似ているが，以下の2点が異なる．第一に，起こりうる様々な状況に応じて，（商の桁数字を求めるための）特別な論理的規則に従い，試行錯誤的に減法を繰り返す種々の手順が途中に加わること．第二に，この手順は，直列の反復方式で処理しなくてはならないことだ．

　以上をまとめると次のようになる．ここで触れた処理はみな，アナログ計算機で用いられる物理的過程とはもう根本的に異なっている．すべて二者択一方式の動作のパターンであり，非常に反復的な処理の連続という形で構成され，厳密かつ論理的な規則に支配されている．とくに乗法と除法の場合，その規則はきわめて複雑な論理的性質を持つ．（これには実感が湧かないかもしれない．私たちは，乗法と除法は，ほぼ直観的に行うまでに長く馴染んできているからだ．しかし，強いて余すところなく説明しようとすれば，どれほど複雑な処理であるかが明白になる．）

論理的制御

　計算機は，個々の基本演算を実行することだけでなく，特定の順序——と言うより，論理的パターン——に従ってそうした演算を行うことも可能でなくてはならない．それができれば数学の問題の解が求められるのであり，それ

こそが，そのときどきに取り組んでいる計算の真の目的なのだ．従来のアナログ計算機——微分解析機に代表される——では，処理の順序づけを次のように行う．計算機には演算装置をあらかじめ必要なだけ備えつけ，目的とする計算に応じられるだけの数の基本演算を実行できるようにしておかなくてはならない——すなわち，「差動歯車」や「積分器」($(x\pm y)/2$ と $\int^t x(t)dy(t)$ という二つの基本演算のうち，差動歯車は前者，積分器は後者を計算する．前述参照）を十分な数だけ備えておかなくてはならない．さらに，これらの演算装置——つまりそれらの「入力」や「出力」の円板（と言うより，円板の軸）——を，（初期のモデルでは歯車で，後のモデルでは，電気式伝動装置［「セルシン」］で）うまく接続し，目的の計算が再現できるようにしておかなくてはいけない．注目すべきなのは，この接続のパターンが任意に定められる点だ——じつは，こうしてパターンを定めることによって，解決したい問題，つまり使用者の意図を計算機に反映させる．この「設定」は，初期の（歯車で接続される．前述参照）計算機では機械的な手段で行われていたが，後の（電気的に接続される．前述参照）計算機ではプラグの接続によって行われた．とはいえ，どの型の計算機の場合でも必ず，一つの問題を処理している間は，その設定は不変だった．

プラグ制御

　最新のアナログ計算機のなかには，さらに進んだ仕組みが導入されているものもあった．電気的な「プラグ」接続が採用されているのだ．このプラグ接続は，実際には電気・機械式の継電器が制御しているため，磁石に電気的刺激を与えてこの接続を開閉することで変更できる．また，この電気的刺激の制御は穿孔紙テープで行い，テープの始動と停止（や再始動，再停止など）は計算過程で適切な時点で得られる電気信号によって制御できる．

論理的テープ制御

　適切な時点というのは，数値にかかわる計算機内の特定の装置が，前もって指定されていた条件を満たしたときを意味する．たとえば，ある数値の符号が負になったときや，ある数値が別の数値を下回ったときだ．以下の点に留意してほしい．数値が電圧か電流で定義されているならば，その正負は整流器で検知できる．回転円板ならば，正負は円板が右回りでゼロを超えたのか，左回りで超えたのかで示される．ある数値が別の数値を下回るのは，二数の差の符号が負になるときだ．このように，「論理的な」テープ制御——あるいはもう少しわかりやすく言えば，「テープと連携した計算状態」の制御——は，基本である「固定された接続」の制御の上位に設定されていた．

　一方，デジタル計算機は最初からまったく異なる制御方式を採用していた．しかし，それらの方式について考察す

るのに先立ち，デジタル計算機について一般的な事柄を述べる．またデジタル計算機とアナログ計算機の関係にも言及しよう．

どの基本演算にもただ一つの装置という原理

まずはっきり言っておかなくてはならないのだが，デジタル計算機では，どの基本演算にも一律ただ一つの装置が対応している．これは大方のアナログ計算機と対照的だ．アナログ計算機は，それぞれの基本演算に対して十分な数の装置を必要とし，その数は，処理の対象となる問題に応じて決まる（前述参照）．ただし，これは歴史的な成り行きであり，本質的必要性の問題ではないことには留意すべきだろう――（電気的に接続される型――前述参照――の）アナログ計算機ならば，原理上は，どの基本演算にもただ一つの装置と，これから説明するようなデジタル型の論理的制御のどれか一つを用いれば構築できる．（実際，先に述べたアナログ計算機制御の「最新の」型がこの作動様式への移行を反映していることを読者が自ら確かめてみるのもさほど難しくない．）

さらに，デジタル計算機には，この「どの基本演算にもただ一つの装置」の原理からいくぶん逸脱しているものがある点にも注意すべきだ――が，若干解釈を変えるだけでこうした逸脱も従来の仕組みに引き戻すことが可能だ．（場合によってはたんに，適切な相互接続を持つ二重［あるいは多重］計算機として扱えるため．）この問題には，

ここではこれ以上立ち入らないことにする.

結果として生じる特別な記憶装置の必要性

ただし,「どの基本演算にもただ一つの装置」の原理の下では, 数値——様々な部分的・中間的計算の結果——を受動的に「記録」するための装置を多数備えておく必要性が生じる. そうした装置一つひとつが, 一つの数値を——以前に記憶していた数値を消去し——その時点で接続しているほかの装置から受け取り,「記録」して,「照会」が来たら「復唱」する, つまり, その（新たな）時点で接続しているほかの装置に,「記録」している数値を渡すことができなくてはならない. こうした装置を「置数器」といい, 置数器の総体を「記憶装置」と呼ぶ. 記憶装置内の置数器の数がその記憶装置の「容量」だ.

では, デジタル計算機のおもな制御方式についての考察に移ることにする. それには, 二つの基本的な型を説明し, それらを組み合わせるための明白な原理に触れるのが最善だろう.

「制御系列」ポイントによる制御

基礎的な制御方法の第一は広く用いられているもので,（若干, 簡略化や理想化を行えば）次のように説明できる.

計算機には「制御系列ポイント」と呼ばれる論理制御の装置が多数備わっており, それらは次のような機能を持つ.（こうした制御系列ポイントの数はきわめて多くなる

ことがある．新しい計算機のなかには，数百にのぼるものもある．）

　このシステムを利用した最も単純な方式では，各制御系列ポイントは次の三つに接続している．そのポイントが作動させる基本演算装置のうちの一つ，その処理のために入力する数値を提供する置数器，演算結果として出力する数値を受け取る置数器だ．一定の間（処理を実行するのに十分な時間）を置いてから，あるいは「実行済み」の信号を受け取ってから（処理の継続時間が変動し，最大時間が不明確または受け入れがたいほど長い場合——もちろんそうした処理手順のためには，当該の基本演算装置とのさらなる接続が必要となる），制御系列ポイントは次の制御系列ポイント，つまり「後継者」を作動させる．すると今度は後継者が，自分の接続に従って同様に機能し，これが順次繰り返される．これ以上何もなされない場合は，条件も繰り返しもない計算のパターンが提供される．

　さらに洗練されたパターンが見られるのが，制御系列ポイントのなかに「分岐ポイント」と呼ぶべきものがある場合だ．分岐ポイントは二つの「後継者」に接続しており，二つの状態をとりうる．それらを仮に A, B とすると，状態 A では制御は第一の後継者に進み，B の場合には第二の後継者に進む．制御系列ポイントは通常，状態 A にあり，二つの置数器につながれていて，そこでの状況に応じて，状態が A から B, あるいは B から A へと変化する——たとえば，第一の置数器の数がマイナスだっ

た場合には状態が A から B に変わり，第二の置数器の置数器の数がマイナスだった場合には状態が B から A に変わる．（注意　置数器は数の桁数字を記録する——前述参照——だけでなく，その数の符号 [＋か－か] も記録する——それには二つの値を取る標識で十分だ．）これですべての可能性に対応できるようになる．つまり，二つの「後継者」はまったく異なる計算の経路を表すことができ，分岐の判断は適宜指定された数的基準に依存して行われるのだ（この数的基準は「A から B へ」を制御し，一方で「B から A へ」のほうは新たに計算を行う際に，元の条件に戻すために用いられる）．分岐した経路は，後に同じ後継者で再び合流するかもしれない．またそれとは別に，分岐した経路の一方，たとえば A が制御するほうが，じつは，初めに出てきた（分岐の）制御系列ポイントに戻るという可能性もある．これは反復処理の手順であり，ある数的基準（「A から B へ」の変更を命令する基準．前述参照）が満たされるまでその手順が繰り返される．もちろんこれは繰り返し過程の基本型だ．これらの手法はすべて組み合わせたり重ねたりできる．

　この場合に注意すべきなのは，前に述べたアナログ計算機のプラグ制御のときと同様に，今取り上げている（電気的）接続の総体が問題の設定——解決するべき問題を，すなわち使用者の意図を，表現したもの——を形作っている点だ．したがってこれもやはり，プラグ制御と言える．前述の場合と同様，プラグ接続のパターンは，問題に応じて

変えうるが——少なくとも最も単純な装置の場合には——一つの問題の処理が終わるまでは固定されている.

この方法は，様々な形で改善できる．たとえば，それぞれの制御系列ポイントをいくつかの装置に接続し，複数の処理を始めさせることができる．じつはプラグ接続は，(前に例として取り上げたアナログ計算器の場合と同じで)電気・機械式の継電器によって制御でき，(そのとき概説したように)継電器は穿孔紙テープによって設定可能で，穿孔紙テープ自体は，計算途中の事象に由来する電気的信号の制御を受けて動く．このテーマで様々なバリエーションについて語れるが，ここではこれ以上は言及しない．

記憶装置による制御

基本的な制御方法の第二は，じつのところ第一の方法に代わるものとしてかなり普及してきた．これは（また多少単純化して）次のように説明できる．

形式上，この仕組みには先に述べたプラグ制御の仕組みと類似したところがある．しかし，制御系列ポイントに代わって「命令」が使われている．この仕組みを具体的に表現した場合はたいてい，命令は物理的には数値（計算機で処理する種類のもの．前述参照）と事実上同じだ．したがって，10進法の計算機では，10進桁数字の列となる．（先に触れた，12桁の10進数などがその例だ．ただし正負の符号などの有無は場合による．前述参照．なお，この標準的な数値には複数の命令が含まれることもあるが，そ

のことにここで立ち入る必要はない.）

　命令は，基本演算のどれを実行するのか，どの置数器から演算の入力を受けるのか，どの置数器に出力を送るのかを指示しなくてはならない．そのためには，すべての置数器に順番に番号をつけておく必要があることに注意してほしい——置数器につけた番号を，その「アドレス」と呼ぶ．基本演算にも番号を割り振ると便利だ．こうしておけば，命令はたんに，演算の番号と置数器のアドレスを（所定の順序で）含む 10 進桁数字の列になる.

　これに変化を加えた命令もあるが，ここではさほど重要ではない．今紹介した方法を採用すれば，一つの命令で複数の処理を制御することができる．つまり，命令に含まれるアドレスを特定の方法で変更してから実行過程に入るように指示できるのだ（通常採用される——実質的に最も重要な——アドレス変更の方法は，変更すべきアドレスに一律に特定の置数器の内容を加えるというものだ）．あるいは，こうした機能は特別な命令で制御することもできるし，ここで述べた動作の一部にしか作用しない命令もある．

　各命令においてとりわけ重要なのが，先程の例で挙げた制御系列ポイントと同様，後継者を決定する段階だ——それは分岐があってもなくても変わらない（前述参照）．すでに指摘したとおり，通常，個々の命令は「物理的には」数値と同じだ．したがって，命令は——その命令自体が制御に関与する問題を処理する間——置数器に記録するのが

自然だ．言い換えれば，それぞれの命令は，記憶装置の中の定められた置数器，つまり決まったアドレスに記録するのだ．そうすれば，命令の後継者の問題を処理するための具体的な方法が多数得られる．たとえば，アドレス X に記録された命令の後継者として——別の指示がないかぎり——アドレス $X+1$ に記録された命令を指定することができる．「別の指示」とは「飛越し」命令のことで，これは後継者が割り当てられたアドレス Y にあることを指定する特別な命令だ．あるいは，各命令に「飛越し」条項を組み込み，命令自体の後継者のアドレスを明確に指定してもよい．「分岐」は「条件付き飛越し」命令を用いると最も扱いやすい．この命令は，ある数的条件が整ったか否か——たとえば，あるアドレス Z に記録されている数値が負か否かなど——によって後継者のアドレスを X にするか Y にするかを指定する．したがって，そうした命令は，この特別な型の命令を特定する番号やアドレス X, Y, Z を，10進数の列として含んでいなくてはならない（前述参照．このように，この「命令を特定する番号」は，以前に述べた基本演算に付与する番号と同じ位置にあり，同様の役割を果たす）．

　この制御方式と，前述のプラグ制御方式との重要な違いに留意してほしい．後者では，制御系列ポイントは実在する物理的装置であって，プラグの接続によって問題が表現された．それに対し，命令というのは観念的な存在で，記憶装置に記録されており，したがって，記憶装置内にある

この特定の部分の中身によって問題が表現される．そこでこの制御方式は「記憶装置による制御」と呼ばれるのだ．

記憶装置による制御の作動様式

　この制御方式は，すべての制御を実行する命令を記憶装置に収めているため，これまでの制御方式のどれよりも柔軟性が高い．実際，自らの命令による制御の下にある計算機は，記憶装置から数値（あるいは命令）を引き出して（数値として！）処理できる．そして，記憶装置内の元の場所，あるいは違う場所のどちらに返すこともできる．すなわち，記憶装置の内容を書き換えられる．じつは，まさにこれが計算機の典型的な作動様式なのだ．したがって，これは特筆に値するのだが，命令を——計算機の動作を制御する命令そのものを——変更できる（命令は記憶装置内にあるからだ！）．これらの種々の精巧な命令系が実現可能になる．こうした命令系は次々に自らを変え，やはり系の制御下にある計算処理の過程も変え続ける．このおかげで，たんなる繰り返しよりも複雑な過程も実現できる．ここまでの話はみな，現実離れした理解しがたいもののように感じられるかもしれないが，こうした方法は，最近の計算機による計算——と言うより，計算の立案——を実践するにあたって広く用いられており，重要性が高い．

　命令系——つまり，目下解決すべき問題であり，使用者の意図——は，それを記憶装置に「取り込み，記録すること」によって計算機に伝達されるのは言うまでもない．こ

の伝達は通常は，あらかじめ準備しておいたテープやそれに類似するほかの媒体から行われる．

複合的な制御方式

これまでに述べた二通りの制御方式——プラグ制御方式と記憶装置による制御方式——では様々な組み合わせが可能なので，それについて少し述べておこう．

まず，プラグ制御の計算機を考えてほしい．この計算機は，記憶装置で制御される計算機の項で取り上げた型の記憶装置を備えているとしよう．プラグ接続の状態は，（適度な長さの）桁数字の列によってそっくり表現できる．この列は記憶装置に記録でき，いくつかの数の区域，つまり，いくつかの，たとえば連続した置数器を占有する可能性が高い——言い換えれば，いくつかの連続したアドレスで見つかるので，簡略化してその最初のものを列のアドレスにできる．こうした列を記憶装置内にいくつか記録し，それぞれ別のプラグ接続を表させればよい．

これに加えて，計算機には記憶装置による制御機能も完全に備えさせることができる．この方式は，記憶装置による制御の仕組みに必須の命令（前述参照）以外に，次に述べる型の命令も備えているべきだ．第一に，指定された記憶装置のアドレス（前述参照）に記録された数字の列に従って，プラグ接続の設定をやり直すように指示する命令．第二に，プラグ接続のうち，指定された個々の部分を変更するよう指示する命令の系．（この二つの条件のどち

らを満たすためにも，プラグ接続を実際に電気的に制御可能な装置，つまり電気・機械式の継電器［前述の説明を参照］，真空管，強磁性コアの類によって行う必要があることに注意.）第三に，計算機の制御を記憶装置によるものからプラグ制御型に変更する命令だ．

　プラグ制御の仕組みでは，制御系列ポイントの後継者（分岐があるならば，一方の後継者）として，（おそらくは指定されたアドレスの）記憶装置による制御を指定できる必要もあることは言うまでもない．

数値の複合的な処理手順

　これまで述べてきたことで，これらの制御方式とその組み合わせに固有の柔軟性が十分説明できた．

　すでに取り上げた「複合的な」計算機以外の型で，さらに言及に値するのは，アナログの原理とデジタルの原理を組み合わせたものだ．もっと厳密に言うと，この仕組みでは，計算機内にアナログの部分とデジタルの部分があり，互いに連絡をとり（数値をやりとりし），共通の制御に従う．あるいは，それぞれ独自の制御に従うこともあり，その場合には（論理的な情報をやりとりするために）互いに連絡をとらなくてはならない．もちろん，こうした制御と連絡には，デジタル方式で与えられる数値をアナログ方式の数値に変換する装置と，その逆の変換を行う装置が必要となる．前者はデジタル方式の表現を連続的な量に変換

し，後者は連続的な量を計測してその結果をデジタル方式で表現する．これら二つの仕事を実行する装置には様々なものが知られており，高速の電気的な装置もその一つだ．

数値の複合的な表現——それに基づいて設計された計算機

「複合的な」計算機の型として，ほかに重要なものに，計算手順（と言っても，もちろん論理的処理手順ではない）の各段階でアナログの原理とデジタルの原理を組み合わせる型がある．この組み合わせで最も単純なのは，それぞれの数値がなかばアナログ方式，なかばデジタル方式で表現される場合だ．この仕組みを一つ取り上げよう．その仕組みは，コンポーネントや計算機の組み立てや設計，特定の型の通信方式においてときおり用いられてきたが，この仕組みを使用した大型計算機は前例がない．

この仕組みを「パルス密度」方式と呼ぶことにする．この方式では，それぞれの数値は（一本の導線上の）連続的な電気パルスの列で表現されるので，列の長さは問題ではなく，パルス列の（時間当たりの）平均密度が数値を表す．もちろん，二つの時間間隔「t_1」と「t_2」を指定し（t_2 の値は t_1 の値よりもかなり大きくとる），平均密度は t_1 より長く t_2 より短い持続時間で求めなくてはならない．また，計算機で処理対象とする数値とこの密度とを対応させるには，数値の単位を指定する必要がある．場合によっては，密度を数値そのものではなく，その数値に基づく適切な（決まった）単調関数——たとえば対数——に対応さ

せると都合が良い．（対数に対応させる工夫は，必要なとき——つまり，数値が小さいとき——には表現の識別能力を高め，許容範囲に収まるとき——つまり，数値が大きいとき——にはさほど精度は高めず，対応関係全般を連続的に捉えるためのものだ．）

　こうした数値に四則演算を行うための装置を考案することができる．たとえば，密度が数値自体を表しているとき，加法は二つのパルス列を組み合わせることで実行できる．加法以外の演算は若干厄介だが，やはり妥当でおおむねエレガントな手順がある．負の数値が必要な場合，どのように表すかについてここでは述べるつもりはない——が，これまた適切な手法によって扱える．

　十分な精度を確保するために，どの列でも，前述の時間間隔 t_1 のそれぞれに多くのパルスを含まなくてはならない．計算の過程で，ある数値を変更したいのであれば，その列の密度もそれに応じて変更できる．ただしその変更過程は，前述の時間間隔 t_2 に比べると遅い．

　この型の計算機で，数値的な条件（たとえば論理的制御のための条件．前述参照）を検知するのはかなり厄介だ．しかし，このような数値，たとえば時間あたりのパルス密度をアナログ量に変換する装置は種々ある．（たとえば，それぞれのパルスが，徐々に電気を放出するコンデンサーに向けて［特定の抵抗を通じて］標準的な電荷を送るときには，そのパルス密度によってかなり一定した電圧水準と漏洩電流が得られる——両者ともにアナログ量として利用

可能だ.）こうして数値をアナログ量で表現できれば，論理的制御に利用できることはすでに述べたとおりだ.

ここまで，計算機の機能と制御に関する一般的な原理を説明してきたが，次に，実際の使用法とそれを支配する原理について少し言及する.

精　　度

まず，アナログ計算機とデジタル計算機の使用法を比較しよう.

何はさておき，アナログ計算機の最大の弱点は精度だ. なにしろ，電気式アナログ計算機の精度が $1/10^3$ を超えることは稀だし，（微分解析機のような）機械式アナログ計算機ですら，その精度はせいぜい $1/10^4$〜$1/10^5$ に達するにすぎない. 一方，デジタル計算機ではどんな精度も望みどおり達成できる. たとえば，先に述べた 12 桁の 10 進数を扱う計算機は，当然ながら $1/10^{12}$ の精度を実現できる（理由はこれから述べるとして，これは最近のデジタル計算機の精度水準としてはごく普通だ）. これも注意すべきなのだが，デジタル計算機の精度を向上させるのは，アナログ計算機の場合よりもはるかに易しい. アナログの場合を述べると，微分解析機で $1/10^3$ から $1/10^4$ に向上させるのは比較的簡単だが，現在の科学技術では，$1/10^4$ から $1/10^5$ に上げるのが限界で，（現在使える手段

では）$1/10^5$ から $1/10^6$ までに向上させるのは不可能だ．これに対して，デジタル計算機で，$1/10^{12}$ から $1/10^{13}$ まで精度を上げるのは，元の 12 桁に，あと 1 桁加えるだけで，これは通常，装置の大きさ（計算機全体の大きさではない！）を 12 分の 1，つまり 8.3% ばかり相対的に増し，同程度だけ速度（計算機全体の速度ではない！）を下げるということだ——いずれも深刻な問題ではない．パルス密度方式はアナログ方式並だ．いや，じつはそれに劣り，本質的に精度が低い．実際，$1/10^2$ の精度を得るには通常，時間間隔 t_1（前述参照）に 10^2 回のパルスを発生させなくてはならない——それだけでも計算機の速度が 100 分の 1 に低減する．これほどの速度低下は，一般に受け入れがたく，さらに大幅な低下は通常，許容範囲外とされる．

（デジタル方式に）高い精度が求められる理由

しかしながら，ここで新たな疑問が生じる．なぜこうした極端な精度（デジタル方式の場合の $1/10^{12}$ など）がそもそも必要なのか．典型的なアナログの精度（たとえば $1/10^4$），さらに言えばパルス密度方式の精度（たとえば $1/10^2$）ではなぜ不足か．応用数学や工学の問題では，データの精度は $1/10^3$〜$1/10^4$ 程度がほとんどだし，$1/10^2$ にすら達しないことも多く，計算結果に高精度が求められているわけでも，高精度に意味があるわけでもない．化学や生物学，経済学，そのほかの現実的な問題にお

いては普通，求められる精度の水準はさらに低い．それにもかかわらず，現代の高速計算では一様に，$1/10^5$ の精度水準でさえ，重要な問題には不適切とされる場合が多く，$1/10^{10}$ や $1/10^{12}$ 程度の精度を持つデジタル計算機が事実上当然とされる．この驚くべき現象の理由は興味深くまた重要だ．それは，現代の数学的・数値的処理手順に固有な構造と関係がある．

　これらの処理手順は，構成要素に分けると非常に長くなるのが特徴だ．これは高速計算機の使用が妥当とされる問題——つまり，少なくとも中程度の複雑さを有する問題——すべてについて言える．その根底には，現在の計算方法では，どの関数も基本演算——つまり，通常は四則演算，あるいはそれにほぼ匹敵するもの——の組み合わせに分解することが求められているという事情がある．現実には，このやり方では大半の関数は近似しかできず，したがって，ほとんどの場合，きわめて長く，ことによると繰り返しによって定義される基本演算の列（前述参照）を処理することになる．言い換えれば，必要な処理の「算術的深度」が通常はなはだ大きい．注意すべきなのは，「論理深度」がそれに輪をかけて大きく，何倍にも及ぶ点だ——つまり，たとえば四則演算をその根本を成す論理的な段階（前述参照）に分解すると，一つひとつの段階自体が長い論理的な「鎖」になっている．とはいえ，ここでは「算術的深度」だけを考えればよい．

　多くの算術的処理を行えば，処理のたびに生じる誤

差がしだいに積み重なる．そうした誤差は（すべてではないものの）おおむねランダムに発生するため，N 回の処理を行うと誤差は N 倍に増えるわけではなく，約 $\sqrt{N}$ 倍になる．一般に，これだけでは，全体の精度を $1/10^3$ 程度（前述参照）にするために，各段階に $1/10^{12}$ の精度を求める必要性は生じない．もし生じるとすれば，$\frac{1}{10^{12}}\sqrt{N} \fallingdotseq \frac{1}{10^3}$，の精度が求められ，$N$ は約 10^{18} となるが，現代の最速の計算機でも N が 10^{10} を超えることはほとんどない．（一つの算術的処理を 20 マイクロ秒で実行し，一つの問題に 48 時間取り組むという極端な例でも N は 10^{10} 程度にすぎない！）しかし，また別の事情も絡んでくる．計算処理が進み，次々と演算が行われるうちに，初期の処理で生じた誤差が増幅されるのだ．これにより，数値の開きは急速に埋まってしまう．先程用いた精度 $1/10^{12}$ は $1/10^3$ の 10^9 倍だが，ほんの 5％ ほど誤差を大きくする演算を 425 回続ければ，その 10^9 倍という差が埋まってしまう！　ここで詳しく現実的に評価するつもりはない．計算処理の技術には，この影響を抑える技法が少なからず含まれているから，なおさらだ．いずれにしても，多くの経験に基づいた結論として次のように言える．ある程度複雑な問題に出会った場合には，これまで述べたような高い水準の精度がただちに正当化できるのだ．

　計算機についての目下の話題を終える前に，計算機の速度や大きさなどにも少し触れておこう．

現代のアナログ計算機の特徴

　現存する最も大型のアナログ計算機には100個から200個ほどの基本演算装置が備わっている．その性質は，当然，実行されるアナログ処理次第だ．最近では，一様に電気式，あるいは少なくとも電気・機械式という傾向にある（機械式の部分は精度向上に寄与する．前述参照）．入念な論理的制御がなされていれば（前述参照），（この型の論理的制御がすべてそうであるように）この装置に電気・機械式継電器や真空管（この場合，真空管は極端な速度で操作されることはない）といった，デジタル方式の動作をする典型的な装置も加わる．その数は，数千にも達しうる．このような計算機を製作するために投じる費用は，極端な場合には100万ドルにも及ぶだろう．

現代のデジタル計算機の特徴

　大型デジタル計算機の構成はさらに複雑だ．そうした計算機は，「能動」装置と「記憶」機能を司る装置から構成されている——本書では後者に「入力」装置と「出力」装置も含めるが，これは一般的ではない．

　能動装置とは次のようなものを言う．第一に，基本的な論理動作，つまり，一致の検知と刺激の結合を，ことによっては不一致の検知も，行う装置だ（これ以上は必要な

いが，さらに複雑な論理的処理のための装置も備えている計算機がある）．第二に，パルス波を再生する装置でもあり，徐々に減衰したエネルギーを回復させたり，あるいはたんに，計算機のある部分で優勢なエネルギー水準を別の部分で優勢な（もっと高い）エネルギー水準にまで引き上げたりする（この二つの機能は増幅と呼ばれる）——こうして，望ましい（つまり，ある許容範囲内で標準化された）パルス波形とタイミングに戻す．能動装置の説明として最初に言及した論理的処理は，算術的処理を組み立てる要素であること（前述参照）に注意．

能動コンポーネント——速度の問題

これまで述べてきた機能はすべて，歴史的順番に従うと，電気・機械式の継電器，真空管，クリスタルダイオード，強磁性コア，トランジスター（前述参照），あるいはこれらを含む種々の小規模な回路によって実現されてきた．継電器は基本の論理的動作なら 10^{-2} 秒ほどで実行でき，真空管ではさらに改善されて $10^{-5} \sim 10^{-6}$ 秒台ぐらいにまで（極端な場合では，10^{-6} 秒のさらに半分や4分の1にさえ）至った．「固定素子を用いた装置」と総称されるダイオード以降は，基本の論理的動作あたり 10^{-6} 秒（場合によってはこの何倍か）の水準に至り，さらに 10^{-7} 秒，あるいはそれを上回る程度まで速度を向上させることができそうだ．これ以外の装置は，ここでは取り上げないが，さらに速くなるだろう——あと10年もしないうち

に，$10^{-8} \sim 10^{-9}$ 秒の水準に達すると私は見ている．

必要とされる能動コンポーネントの数

　現代の大型計算機における能動素子の数は，計算機の型によって様々で，約 3,000〜30,000 にまで及ぶ．大型計算機の内部では，基本的（算術）処理は通常，一つの下位組立て部品（と言うよりは，おおむね一体化した複数の下位組立て部品），つまり「算術的演算装置」によって実行される．現代の大型計算機の場合，この演算装置は，型にもよるが，およそ 300〜2,000 の能動素子によって構成される．

　これから説明するように，特定の能動素子の集合体は記憶機能の実行に用いられる．こうした集合体にはたいてい 200〜2,000 の能動素子が含まれる．

　最後に，（適切な）「記憶」集合体（後述参照）には，それを支援したり管理したりする能動素子の補助的な下位組立て部品が必要となる．能動素子から構成されていない最高速の記憶装置グループ（後述参照．そこで出てくる用語を使えば，これは「記憶階層の第二レベル」）がこの機能を実現するには，300〜2,000 の能動素子を要する．記憶装置のあらゆる部分を合わせて考えると，必要となる補助的な能動素子は，計算機内の能動素子全体の 50％ に達しうる．

記憶装置のアクセス時間と記憶容量

　記憶装置はいくつかの種類に分けられる．分類の基準は「アクセス時間」だ．アクセス時間は次のように定義される．第一に——記憶装置が以前に記録していた数値を削除し——すでに計算機内の別の場所（通常は能動装置の置数器．後述参照）にある数値を記録するのに要する時間だ．第二に——「照会」に対応して——記録していた数値を，計算機内でその数値を受け取れる別の場所（通常は能動装置の置数器．後述参照）に対して「復唱」するのに必要な時間．この2通りのアクセス時間（「入力」と「出力」）を区別したり，2通りの時間のうち大きい方を採用するか，場合によっては両者の平均を採用するかして，一つの値を使ったりすると便利だろう．また，アクセス時間は状況に応じて変わることもあれば，変わらないこともある——記憶装置のアドレスに依存していなければ「ランダムアクセス」と呼ばれる．たとえアクセス時間が様々に変わる場合でも，最大値か，あるいは平均値を用いるとよい（平均値の場合，解決すべき問題の統計的属性に依存するのは言うまでもない）．いずれにしても，話を簡単にするため，本書で用いるアクセス時間は一つとする．

能動素子で構成される置数器

　置数器は，能動素子によって構成できる（前述参照）．そのように構成するとアクセス時間が最も短くなるが，同時に，製作費が最も大きくなる．能動素子で構成する置

数器とそのアクセス機能は，2進桁数字（あるいは正負の符号）一つに対して少なくとも4本の真空管（あるいは，ほぼそれに近い数の，固定素子を用いた装置）から成る回路で，10進桁数字に対しては，一つにつき少なくともその4倍の数の真空管を必要とする（前述参照）．したがって，同様に考えれば，すでに取り上げた12桁の10進数（と符号）が構成する数値系には，196本の真空管から構成される置数器が必要だ．一方で，こうした置数器へのアクセスには，基本の反応時間と同じか，2倍の時間がかかる——これはほかのものに比べて非常に速い（後述参照）．また，この型の置数器には，ある程度経済的に装置内に統合できるものもある．これらはどのみち，ほかの型の記憶装置への「入力」と「出力」のアクセス装置として必要とされるし，一つか二つ（設計によっては三つの場合すらある）は算術的演算装置の一部としても求められる．以上をまとめれば，次のようになる．ここで取り上げた置数器は，そこそこの数であれば，意外に経済的であり，その程度の数は，計算機内のほかの装置を補助する部分として必要でもある．しかし，ほぼすべての大型計算機で必要となる大容量の記憶機能を供給するのには適していないようだ．（この見解は，現代の，すなわち真空管の時代以降の計算機にのみ当てはまる．真空管以前の，継電器を用いた計算機——前述参照——では，継電器が能動装置として用いられ，継電器置数器が記憶装置の主たる形式として使用されていたからだ．したがって，この後の論考も現代の計

算機のみを対象とするものと理解してほしい.)

記憶装置の階層の原理

それならば，大規模な記憶容量を得るためには，ほかの型の記憶装置を用いなくてはならない．ここで記憶装置の「階層」の原理が登場する．この原理の重要性は以下のとおりだ．

計算機が適切に機能する——すなわち，所期の目的どおり問題を解決する——ためには，一定のアクセス時間tに対してN語(ワード)の容量が必要になるとしよう．現在は技術的な理由から，あるいは——そのような困難の現れとしてありがちなのだが——非常に高くつくために，アクセス時間tでNワードを得るのは難しいかもしれない．しかし，アクセス時間tでNワードをすべて得る必要はないかもしれない．アクセス時間tで必要となるのは，Nよりはかなり少ないN'ワードだけということも十分ありうる．さらに——いったんアクセス時間tでN'ワードを得られれば——Nワードすべてを取得するには，もっと長いアクセス時間t''をかけてかまわないかもしれない．この方向でさらに考えていくと，前述の容量に加えて，ある中間的な容量を与えるのが最も経済的になることさえありうる——Nよりも少なくてN'よりも多いワード数を，tより長くt''より短いアクセス時間で実現する容量だ．この点で最も一般的な方式は，$N_1, N_2, \cdots, N_{k-1}, N_k$という容量の系列と，

$t_1, t_2, \cdots, t_{k-1}, t_k$ というアクセス時間の系列を備え，列の後ろのほうほど容量は大きく，アクセス時間は長く——つまり，$N_1 < N_2 < \cdots < N_{k-1} < N_k$，$t_1 < t_2 < \cdots < t_{k-1} < t_k$ に——し，$1, 2, \cdots, k-1, k$ までの i のそれぞれに対してアクセス時間 t_i で N_i ワードの容量が求められるようにするというものだ（これを，先程述べた事柄に当てはめるためには，$N_1 = N'$，$t_1 = t$ かつ $N_k = N$，$t_k = t''$ と仮定する必要がある）．この方式では，それぞれの i の値は記憶階層の1レベルを，k は階層の総数を表している．

記憶装置——アクセスの問題

現代の大型で高速の計算機において，記憶階層のレベルをすべて数え上げると，少なくとも三つ，ことによると四つか五つあるだろう．

第一のレベルは，すでに触れた置数器につねに対応する．その数 N_1 は，ほぼどの計算機の設計でも最低3，ときにはそれ以上になる——20 という数さえときおり提案されてきた．アクセス時間 t_1 は，計算機の基本的なスイッチング時間（あるいはその2倍）だ．

階層の次（第二）のレベルは，特殊な記憶装置の助けを必ず必要とする．これらの装置は，計算機のほかの部分（と階層の第一レベル，前述参照）で用いられるスイッチング装置とは異なる．このレベルで現在用いられている記憶装置が通常持っている記憶容量 N_2 は，数千〜数万ワードほどだ（数万ワードの容量は現在まだ設計段階にある）．

アクセス時間 t_2 は通常，第一レベルの時間 t_1 の5倍～10倍長い．このあとのレベルでは，記憶装置容量 N_i は，通常一段階ごとに10倍ほど増加する．アクセス時間 t_i はそれ以上の割合で増加するが，ここでアクセス時間に関する，ほかの制限や制約の規則が介入する（後述参照）．この話題について詳細に述べようとすれば，話があまりに細かくなりすぎるだろう．

最速の装置，具体的に言えば記憶装置（つまり，能動装置ではない．前述参照）は，特定の静電装置と磁気コアの配列だ．磁気コアの配列の使用は明らかに増えているようだが，ほかの技術（静電気や強誘電性の技術など）も見直されたり，新たに注目されたりするかもしれない．記憶階層のもっと先のレベルに対しては，現時点では磁気ドラムや磁気テープがおもに用いられているが，磁気ディスクも使用が提案され，ときおり開発対象となっている．

アクセス時間の概念の複雑さ

今述べた三つの装置はそれぞれ独自のアクセス規則に従い，制約を受ける．磁気ドラム記憶装置は，逐次的かつ循環的にすべての部分にアクセス可能だ．テープの記憶容量は，事実上，無制限だが，アクセスは固定された順で逐次的に行うことになる．テープへのアクセスは必要に応じて止めたり逆転させたりできる．こうした方式はすべて，作動している計算機と固定された記憶系列を同期させるための様々な装置と組み合わせられる．

どの記憶階層でもその最終段階は，必然的に外の世界——すなわち計算機から見た外の世界で，それは計算機が直接やりとりできる部分，言い換えれば出入力装置だ．これらは通常，穿孔紙テープや穿孔カードであり，出力のほうはもちろん印刷された紙でもある．磁気テープが計算機の最終的な入出力方式になり，人間が直接使える媒体——穿孔紙テープや印刷された紙——への変換は計算機とは別個に行われる場合もある．

　次に述べるのは，絶対的なアクセス時間だ．現存する強磁性コア記憶装置は5〜15マイクロ秒，静電記憶装置では8〜20マイクロ秒，磁気ドラムでは1分あたり2,500〜20,000回転，つまり24〜3ミリ秒で1回転——この間に1〜2,000ワードを供給でき，磁気テープについては，1秒間に70,000ラインまで，つまり1ライン14マイクロ秒まで速度を上げられる．1ワードは5〜15ラインで構成されている．

直接アドレスの原理

　現存する計算機と記憶装置はすべて，「直接アドレス」を用いている．つまり記憶装置内のどのワードにも，数値で表現されるアドレスが割り振られており，このアドレスが，そのワードと，記憶装置（すべての階層レベルの集合体）内での位置を一意的に示している．数値で表現されるこのアドレスはつねに，記憶装置内のワードが読み出されたり記憶装置内にワードが書き込まれたりするときに明

確に特定される．記憶装置内のあらゆる部分が同時にアクセスできるとはかぎらない（前述参照．複数の記憶装置が併存し，アクセスの優先順位にも規定があって，そのすべてに同時にアクセスできるわけではないこともある）．この場合，記憶装置へのアクセスは，アクセス要求があった瞬間の計算機の全体的な状態に依存する．とはいえ，アドレスと，そのアドレスが指す位置にはまったく曖昧さがない．

第 2 部

脳

これまでの考察で，本書の目的とする比較の基盤が得られた．すなわち，現代の計算機の特質と，その多様な構成原理についてのかなり詳しい説明が終わった．いよいよ，比較のもう一方の対象である人間の神経系に話を進めることができる．これから，これら2種類の「自動機械(オートマトン)」の類似点と相違点について考察しよう．類似点を挙げていけば，よく知られた領域に行き着く．一方，相違点もあり，それは，大きさや速さといった，じつに明白な側面ばかりではなく，はるかに根源的な領域にも見られ，それには機能と制御の原理や組織全体の原理なども含まれる．私の主たる狙いは，それらの一部を詳しく説明することにある．しかし，そうした違いを正しく理解するためには，類似点や，表面的な相違点（大きさや速度．前述参照）とも対置したり組み合わせたりする必要がある．したがって，これらの点にもかなりの力点を置きながら話を進めていく．

ニューロンの機能の概要

　神経系についてまず注意を惹くのは，その機能の仕方が，一見するとデジタル方式であることだ．この事実と，そう論ずる根拠となる構造と機能に関しては，もっと詳しく考察する必要がある．

　神経系の基本素子は神経細胞，すなわち「ニューロン」であり，ニューロンの通常の機能は「神経インパルス」を発生・伝播させることだ．このインパルスというのはかなり込み入った作用であり，様々な側面を持っている——電気的，化学的，物理的な面があるのだ．とはいえ，かなり一意的に定義された作用であるように見える．つまり，あらゆる条件下でほぼ同じようなのだ．そうとう広範な刺激に対して，本質的に再現可能な単一の反応を示す．

　これ——すなわち，本書の文脈で重要と思える神経インパルスの側面——について，もっと詳しく検討しよう．

神経インパルスの特質

　神経細胞は「細胞体」から成り，そこから1本あるいは数本の枝が直接あるいは間接に伸びている．そうした枝のことを細胞の「軸索」と呼ぶ．神経インパルスは軸索（と言うより，それぞれの軸索）に沿って伝播する連続的な変化だ——通常，速度は一定だが，関与する神経細胞の

関数ともなりうる．すでに述べたとおり，この過程は様々な側面から眺めることができる．その特徴の一つとして間違いなく挙げられるのは，それが電気的変化であることだ．実際，神経インパルスは電気的変化として記されることが最も多い．この変化は通常，電圧50ミリボルト，持続時間1ミリ秒だ．この電気的変化と同時に，軸索に沿って化学的変化も起こる．たとえば，軸索のうち，パルス電位が通過している領域では，細胞間液のイオン組成が変化し，軸索の壁である「細胞膜」の電気・化学的属性（導電率，透過率）も変わる．軸索の先端における変化の化学的性質はなおさら明白で，そこでは，パルスが到着すると特有の特殊な物質が現れる．さらに，おそらく物理的な変化もある．実際，様々なイオンが細胞膜を透過する率の変化（前述参照）は，細胞膜を構成する分子の配置転換，すなわち，これらの分子の相対的位置の物理的変化によってのみ起こる可能性が非常に高い．

　一言つけ加えておかねばならないが，こうした変化はすべて可逆性を持つ．言い換えれば，インパルスが通過した後，軸索の状況のいっさいと，軸索の構成要素のすべては，元の状態に戻るのだ．

　これらの作用はすべて分子の尺度——細胞膜の厚さは0.1ミクロン（つまり10^{-5} cm）の数倍程度で，これはここに関与する大きな有機分子の大きさ——で起こるので，前述の，電気的作用と化学的作用と物理的作用の区別は，一見したときほど明確ではない．じつは，分子の尺度で

は，これらの変化の間には，はっきりした区別がない．どの化学的変化も，分子の相対的位置の変化を決める分子内の力の変化によってもたらされる．これはつまり，物理的な原因によるということだ．さらに，そのような分子内の物理変化はどれも，関与している分子の電気的属性を変え，したがって，神経細胞の電気的属性や相対的電位の水準も変える．ようするに，こういうことだ．通常の（巨視的な）尺度では，電気的過程と化学的過程と物理的過程は明確な区別を維持できる．しかし，分子レベルに近い神経細胞膜の尺度では，これらの側面は，ともすればすべて混ざり合ってしまう．したがって，神経インパルスがこれらのどの側面からも眺められる現象であることが判明しても，驚くにはあたらない．

刺激の過程

すでに述べたとおり，神経インパルスはどのように誘発されようと，しかるべき大きさになったときには同一だ．その性質は明確に定義できないので（電気的にも化学的にも眺められる．前述参照），誘発のされ方も，電気的な原因と化学的な原因のどちらに帰することもできる．しかし，神経インパルスは，神経系の内部ではおもに，単数あるいは複数のほかの神経インパルスによって誘発される．そのような状況下では，誘発の過程——細胞を刺激して神経インパルスを発生させる過程——は，成功することもしないこともある．失敗したときには，まず束の間，変化が

起こるが，数ミリ秒後には消滅する．そうなると，軸索を変化が伝播することはない．成功したときには，変化はたちまちのうちに（ほぼ）標準的な形をとり，その形で軸索を伝わって広がる．つまり，先程述べたように，この場合には標準的な神経インパルスが軸索に沿って動く．そして，インパルスの形態はそれを誘発した過程の詳細とはほぼ無関係だ．

　神経インパルスの誘発は，普通，神経細胞の細胞体の内部またはその付近で起こる．その伝搬は，前述のとおり，軸索に沿って起こる．

パルスによるパルス誘発の仕組み——そのデジタル的性質

　これでこの仕組みの持つデジタル的な性質に話を戻すことができる．神経パルスは，先程考察した意味で，明らかに（二つの値を取る）標識と見なせる．つまり，パルスがないときは一つの値（たとえば，2進数の0），あるときにはもう一方の値（たとえば，2進数の1）を表している．もちろんこれは，ある特定の軸索（と言うより，あるニューロンのすべての軸索）において，ことによるとほかの事象と特別な時間関係の下に起こる現象と見なさなくてはならない．したがって，特別な論理的役割を持つ標識（2進数の0あるいは1）と解釈するべきだろう．

　先程述べたとおり，（特定のニューロンの軸索に現れる）パルスは，通常，そのニューロンの細胞体に伝わってくるパルスによって誘発される．一般に，この誘発は条件付き

で起こる．つまり，最初に伝わってくる複数のパルスが，特定の組み合わせで同期している場合にだけ，この二次的なパルスが誘発される——それ以外はどんな場合にも，誘発されない．ようするに，ニューロンはパルスという明確な物理的実体を受け入れたり発生させたりする器官なのだ．ニューロンは，特定の組み合わせの，同期したパルスを受け取ると刺激され，自らもパルスを発するが，それ以外の場合にはパルスを発することはない．どのようなパルスにそうした反応を示すかを定める規則は，能動装置（素子）としてそれを支配する規則と言える．

　これは，デジタル計算機における装置の機能の仕方や，デジタル装置の役割と機能を特定するための方法を説明することにほかならない．したがって，神経系は一見するとデジタル方式であると最初に述べたのは妥当だったことになる．

　「一見すると」と断ったことについて，一言つけ加えておこう．ここまでの説明は，いくぶん理想化や単純化をしたもので，それについては後で触れる．この点を踏まえると，このデジタル的性質はもう，それほど明確でも確固たるものでもなくなる．とはいえ，これまで強調してきた特徴は本来顕著なものだ．したがって，本書でしたように，神経系のデジタル的性質に重点を置くことで考察を始めるのは，妥当なことに思われる．

神経の反応と疲弊と回復の時間的特徴

　しかし，議論を進める前に，神経細胞の大きさとエネルギー需要と速度をおおまかに説明しておくべきだろう．これは，主要な「人工的」競争相手と比較する形で行うと，とりわけわかりやすい．その競争相手とは，現代の論理機械や計算機で使われている典型的な能動素子だ．もちろん，この能動素子とは真空管や（もっと最近では）トランジスターを指す．

　神経細胞の興奮は，普通，神経細胞を構成する細胞体の内部またはその付近で起こると先程述べた．実際には，ごく標準的な興奮は軸索でも起こりうる．つまり，適度の電位あるいは適切な濃度の適切な化学的刺激物質を軸索の一点に与えると，そこに変化が起こり，それがすぐに標準的なパルスになって，刺激を受けた点から軸索の両方向に伝わっていく．じつは，前述の「通常の」興奮が起こる場所は，おもに，神経細胞体から伸びる短い枝で，これらの枝は，小さいことを除けば，本質的には軸索そのものと変わらない．興奮はこれらの枝から細胞体に（さらに，通常の軸索に）伝播する．ところで，この興奮受容体は「樹状突起」と呼ばれている．通常の刺激は，ほかのパルス（あるいはパルス群）に由来するときには，当該のパルスを伝えた軸索（あるいは複数の軸索）の特殊な末端から生じる．この末端は「シナプス」と呼ばれる．（パルスがシナプスを通してしか刺激を与えられないかどうか，あるいは，軸索を伝わる間に，とりわけ近くにある別の軸索を直接刺

激できるかどうかは，ここで検討する必要はない．とはいえ，どうやら，そのような短絡過程が起こりうると考えてよいように見える．）シナプス間の刺激伝達時間は 10^{-4} 秒の数倍で，これは，シナプスにパルスが伝わってから，刺激を受けたニューロンの軸索上の最寄りの点でパルスが誘発されるまでの時間と定義される．しかし，ニューロンを論理機械の能動素子と見なしたときには，この方法がニューロンの反応時間を定義する上で最も有意義だというわけではない．刺激を受けたニューロンは，パルスがはっきりと誘発された直後には，元の，刺激を受ける前の状態にまだ戻っていないからだ．ニューロンは疲弊している．つまり，別のパルスによる刺激をただちに受け入れ，標準的な形で反応することができない．機械の体系の観点に立てば，標準的な反応を誘発した刺激の後にどれだけの間隔を置けば，次の刺激によってやはり標準的な反応を誘発できるかを考えるほうが，速度の尺度としては意義がある．この間隔はおよそ 0.015 秒だ．以上の数字から明らかなように，この時間のうち，実際にシナプス間での刺激の伝達に必要な割合は 1～2％ であり，残りは回復時間で，その間にニューロンは興奮直後の疲弊状態から，興奮前の標準的な状態に戻る．疲弊からのこのような回復は徐々に起こることに注意してほしい——早い時点（およそ 0.005 秒後）ですでに，ニューロンは非標準的な形で反応できる．つまり，標準的なパルスを発するのだが，それは，標準的な状況下で必要となるものよりもはるかに強い刺激に

対するときに限られる．これには少しばかり広い意味合いがあるので，後で立ち戻ることにする．

このようにニューロンの反応時間は定義の仕方次第で 10^{-4}〜10^{-2} 秒のどこかに落ち着くが，10^{-2} 秒のほうが定義としては意義がある．これに比べると，現代の真空管とトランジスターは，10^{-6}〜10^{-7} 秒という反応時間で大型の論理機械に用いることができる．（当然ながら，ここでも完全に回復するまでの時間を考慮に入れている．真空管とトランジスターは，これだけの時間を経ると，刺激を受ける前の状態に戻る.）つまり，この点に関して，人工の素子は天然の素子をはるかに凌いでおり，両者の間には 10^4〜10^5 倍の差がある．

大きさに関しては，事情はかなり異なる．大きさの評価には様々な方法があり，それを一つひとつ取り上げるのが最善だろう．

ニューロンの大きさ——人工の素子との比較

ニューロンの長さには大きなばらつきがある．大きな集合体の中に密に取り込まれていて，そのために軸策が非常に短い細胞もあれば，体のかなり離れた部位にパルスを伝えるため，人間の全身の長さに匹敵するほど長いものもある．明確で有意義な比較をするには，一つには，神経細胞の論理的活動部分を，真空管あるいはトランジスターの同様の部分と比べることだ．前者にとって，論理的活動部分とは細胞膜であり，その厚さは前述のとおり

10^{-5} cm の数倍ある．後者については，次のようになる．真空管の場合，グリッドとカソードの間の距離で，これは 10^{-1} cm から 10^{-2} cm の数倍で，トランジスターの場合は，いわゆる「針電極」（非オーム性電極——「エミッター」と「制御電極」）の間の距離だが，これらの部分品の直接の活動環境を考慮に入れるとその距離は3倍に増え，これは 10^{-2} cm よりも若干短くなる．このように，長さの点では，天然のコンポーネントは人工素子に 10^3 倍程度の差をつけているようだ．

次に，体積の比較もできる．中枢神経系は（脳の中で）1リットル，すなわち 10^3 cm^3 ほどの空間を占めている．この系の中にあるニューロンの数は通常，10^{10} あるいはそれをいくぶん上回ると見積もられている．つまり，ニューロン一つ当たり 10^{-7} cm^3 ということになる．

真空管やトランジスターを装置の中にどれだけ詰め込めるかも見積もることができる——もっとも，議論の余地もないほど明確にとはいかないが．この実装密度は，大きさの面での効率の尺度として，（比較対象のどちらの側にとっても）個々の素子の実際の体積に優るのは明らかだと思われる．今日の技術では，真空管数千個の集合体を収めるとすれば，10立方フィート（ft^3）*の数倍の空間が間違いなく必要となる．トランジスターでは，1～数 ft^3 いる．今日達成できる最高の値として後者を採

＊ 10立方フィートは約 0.28 m^3．［訳注］

用すれば，10^3 の数倍の能動素子に対して 10^5 cm^3 程度，つまり，能動素子一つ当たり $10 \sim 10^2$ cm^3 となる．したがって，必要な体積の点で，天然の素子は人工の素子より，$10^8 \sim 10^9$ 倍ほど優れている．これを長さの見積もりと比べる際には，長さの比率が体積の比率の立方根に匹敵すると考えるのがおそらく最善だろう．先程の $10^8 \sim 10^9$ の立方根は $10^3 \times 0.5 \sim 10^3$ で，前に長さを直接比べたときに得られた 10^3 という値とうまく合致する．

エネルギー消散――人工の素子との比較

　最後に，エネルギー消費についての比較もできる．論理的能動素子は本来，何も仕事をしない．論理的能動素子が刺激を受けて発するパルスは，その刺激を与えたパルス以上のエネルギーを持つ必要はない――それに，いずれにしても，両者のエネルギーの間には，固有で必然的な関係はまったくない．したがって，そこにかかわるエネルギーはほぼすべて消散する．すなわち，物理的な仕事をして役立つこともなく熱に変わる．つまり，消費されるエネルギーは，じつのところ消散したエネルギーであり，このような素子のエネルギー消散について語れば事足りる．

　人間の中枢神経系（脳）におけるエネルギー消散は，10 ワット（W）程度だ．先程指摘したように，それにかかわるニューロンの数はおよそ 10^{10} なので，ニューロン一つ当たり 10^{-9} W の消散ということになる．真空管の場合，消散は普通一つ当たり 5～10 W，トランジスターの

場合は，10^{-1} Wほどだ．つまり，エネルギー消散に関して，天然のコンポーネントは人工の素子の10^8〜10^9倍優れている——これは，体積について先程得られた数値に等しい．

比較のまとめ

　以上をまとめると，大きさに関して適切な比較を行った場合，天然の素子が人工の素子より約10^8〜10^9倍優れているようだ．この数値は，長さの比率の立方という形でも，体積の比率やエネルギー消散の比率という形でも得られる．これに対し，速さについては，人工の素子が天然の素子よりも10^4〜10^5倍優れている．

　これらの数値による評価から，いくつか結論が導き出せる．ただし，この考察は依然として表層にごく近いところを進んでおり，この段階で達した結論は，今後さらに考察を重ねていくなかでかなり改訂されるだろうことを，当然ながら念頭に置いておく必要がある．とはいえ，この時点でいくつか結論を挙げるだけの価値はある．それは以下のとおりだ．

　第一に，（体積あるいはエネルギー消散によって定義される）全体の大きさが同じ能動素子が同じ時間内に行える動作の数については，天然の素子が人工の素子よりも10^4倍優れている．これは，先程得た二つの数値，すなわち10^8〜10^9と10^4〜10^5の比較から得られる．

　第二に，この二つの数値から，天然の素子は数が多いも

ののの低速の素子から成る自動機械（オートマトン）に適しているのに対して，人工の素子は逆に数は少ないが高速の素子から成る装置に適していることがわかる．したがって，（人間の神経系のような）効率的に構成された天然の大型オートマトンは，なるべく多くの論理的（あるいは情報の）データ項目を同時に拾い上げ，同時に処理する傾向があるのに対して，（現代の大型の計算機のような）効率的に構成された人工の大型オートマトンは，逐次的に処理を行う——一度に一つだけ，あるいは，少なくとも，一度にあまり多くない数のことを処理する——傾向がある．つまり，大規模で効率的な天然のオートマトンは非常に並列的なことが多く，対照的に，大規模で効率的な人工のオートマトンはあまり並列的ではなく，むしろ直列的だ．（並列方式と直列方式について，すでに述べた事柄を参照のこと．）

しかし，第三に，並列処理と直列処理は無制限の互換性を持つわけではないことに注意しなくてはならない——先程，第一の結論を導くにあたって，大きさの比率を速度の比率で割って単一の（効率）「性能指数」を求めるという単純な方式を使ったが，それが有効であるためには，互換性が必要とされる．より具体的に言えば，直列的なものがすべてただちに並列的にできるわけではない——処理のなかには，別の処理とは同時にできず，後者が終わって初めて実行できるものがある（つまり，後者の結果を使わなくてはならないのだ）．そうした場合，直列方式から並列方式に移行するのは不可能かもしれない．あるいは，可能で

はあっても，それは同時に，論理的取り組みと処理手順の構成を手直しした場合に限られる．一方，並列方式を直列方式に変えるときには，オートマトンに新たな条件が課されかねない．具体的には，新しい記憶装置がほぼ確実に必要になる．最初に実行した処理の結果を，その後に続く処理を実行している間，記録しておかなくてはならないからだ．このように，天然のオートマトンにおける論理的な取り組みと構造は，人工のオートマトンのものと大きく異なると見てよい．また，記憶装置に対する要求は，その方式ゆえに，後者のほうが前者より厳しくなる可能性が高い．

　こうした視点は今後の考察の中に再び登場する．

刺激基準

最も単純な基準――基本的論理性

　それでは，理想化と単純化について，ここで説明しよう．理想化と単純化は，前に神経活動を説明したときに行ったが，そのときには，そのような理想化・単純化が現に存在し，その意味合いは評価に値しないほど些細なものではけっしてないことを指摘した．

　すでに述べたとおり，ニューロンの通常の出力は標準的な神経パルスだ．神経パルスは，様々な形の刺激によって誘発される．たとえば，ほかのニューロンから単数あるいは複数のパルスが伝わってくる場合がある．これ以外の刺激としては，特定のニューロンがとりわけ敏感に反応する

外界の現象（光，音，圧力，温度）や，ニューロンが位置している部位での生体内の物理的変化や化学的変化などが考えられる．ここでは，最初に述べた形の刺激から検討を始めることにする——それは，ほかの神経パルスによる刺激だ．

　前述のとおり，この仕組み——ほかの神経パルスの適切な組み合わせによる神経パルスの誘発——のおかげで，ニューロンは典型的な基本的デジタル方式の能動素子に匹敵する．さらに詳しく言うと，もしニューロンが（シナプスを介して）ほかの二つのニューロンの軸索とつながっていて，（反応パルスを発するための）最小限の有効刺激条件が，（同時に）入ってくる二つのパルスによって刺激を受けるということなら，そのニューロンはじつは「AND 素子」であり，（「AND」という言葉で表された）「論理積」という論理演算を実行する．刺激素子が両方とも（同時に）活動しているときにだけ反応するからだ．一方，（少なくとも）一つのパルスが伝わることが最小限の有効刺激条件である場合には，ニューロンは「OR 素子」となる——つまり，（「OR」という言葉で表された）「論理和」という論理演算を実行する．二つの刺激素子のどちらかが活動しているときに反応するからだ．

　「AND」と「OR」は論理的な基本演算だ．これに「NO」（否定の論理演算）を加えれば，基本的な論理演算が一組揃う——ほかの論理演算は，どれほど複雑なものでも，この三つを適切に組み合わせれば得られる．ニューロンがど

のようにして「NO」の処理も模すことができるか,またどのような手法を採用すればこの演算の使用を完全に避けられるかについては,ここでは触れないことにする.このように眺めた場合,ニューロンが基本的な論理素子——そして,それゆえに基本的なデジタル素子——であるように見えることはすでに強調したが,以上の説明でそれが十分明らかになっただろう.

より複雑な刺激基準

しかし,これは現実を単純化・理想化したものだ.実際のニューロンは,一般に,神経系の中での位置に関して,ここまで単純には構成されていない.

ほかのニューロンのシナプスを一つか二つ——あるいは,せいぜい数個で,簡単に数えられる程度——しか細胞体に持っていないニューロンもたしかにある.しかし,ニューロンの細胞体にはほかの多くのニューロンの軸索とつながったシナプスがあることのほうがずっと多い.あるニューロンがもう一つ別のニューロンに複数の軸策を伸ばしてシナプスを形成することさえあるようだ.このように,多くの刺激因子が考えられるし,有効な刺激のパターンは,前述の単純な「AND」の方式と「OR」の方式よりも複雑な定義を持つ.一つの神経細胞に多くのシナプスがあれば,神経細胞にとって最も単純な行動規範は,ある最小限の数(あるいは,それ以上)の神経パルスを(同時に)受け取ったときにだけ反応することだ.しかし,現

実には，事情はこれに輪をかけて複雑だと考えるに足るだけのものがある．特定の神経パルスの組み合わせが，あるニューロンに刺激を与えるかどうかは，たんにパルスの数だけではなく，それが伝わるシナプスの空間的位置関係によっても決まることは十分ありうる．つまり，一つの神経細胞にたとえば何百というシナプスがあり，それらに対して有効な（すなわち，そのニューロンに反応パルスを発生させる）刺激の組み合わせは，その数だけではなく，相手のニューロンの特定部位（細胞体，あるいは樹状突起系．前述参照）を網羅している程度や，そうした部位どうしの位置関係，さらにそこにかかわる複雑な量的・幾何学的関係にも左右される．

閾値

刺激の有効性の基準が，前述の最も単純なもの，すなわち，最小限の数の刺激パルスが（同時に）存在するというものならば，この，最小限必要とされる刺激を，当該ニューロンの「閾値」と呼ぶ．あるニューロンの有効刺激条件は，この基準，つまり，この閾値に照らして語るのが普通だ．しかし，有効刺激条件がこの単純な特徴を持っていることがまったく立証されていないという点は，覚えておかなくてはならない——たんに閾値に達する（つまり，最小限の数の刺激が同時に与えられる）かどうかだけでなく，前述のように，それよりはるかに複雑な関係が絡んでいるかもしれない．

加重時間

　以上とは別に、ニューロンの属性は、標準的な神経パルスの観点からたんなる刺激 - 反応関係によっては説明できない複雑さをほかにも呈しうる．

　たとえば、これまで「同時性」が出てきているときはいつも、実際に厳密に同時であることは意味しえないし、また、現に意味していない．どの場合にも、「加重時間」という、一定の許容時間幅があり、この範囲内に伝わってきた二つのパルスは、依然として、同時に伝わってきたように振る舞う．じつは、事情はいっそう複雑になりうる——加重時間は厳密な概念ではないかもしれないからだ．加重時間よりわずかに長い間を置いてからでも、最初のパルスに後からのパルスが加わりうる．ただし、加重効果は徐々に減少する．加重時間よりも（一定限度内で）さらに長い間隔を置いたパルス列は、その長さゆえに、個別のパルス以上の効果を持つ．疲弊現象と回復現象が様々に重なり合い、ニューロンは異常な状態となり、反応の特徴が標準的な状況とは異なってくる場合がある．これらすべてに関して、（おおむね不完全ではあるが）様々な観察がなされており——少なくとも特定の適切な状況では——個々のニューロンが、複雑な仕組みかもしれないことを、あらゆる観察が示している．その複雑さは、基本的な論理演算の単純なパターンに従って、刺激 - 反応の観点から独断的に表しうるものをはるかに凌ぐ．

受容器の刺激基準

　ほかのニューロンの出力（神経パルス）以外の要因によるニューロンの刺激については（本書のこの文脈では），ごく簡単に述べれば事足りる．すでに考察したとおり，そうした要因は当該のニューロンが格別敏感に反応する外界（すなわち，生体の表面）の現象（光，音，圧力，温度）や，そのニューロンが位置する部位で起こる生体内の物理的変化や化学的変化だ．組織の中で外界の刺激に反応する機能を担うニューロンは通例，「受容器」と呼ばれている．しかし，神経パルス以外の刺激に反応する役割を与えられたニューロンをすべて受容器と呼ぶことにして，それを，外界の現象に反応する「外界受容器」と，生体内の現象に反応する「内界受容器」に区別するほうがよいかもしれない．

　どの受容器についても，再び刺激の基準の問題が起こってくる——どんな条件の下で神経パルスが誘発されるかという基準の問題だ．

　最も単純な刺激基準は，やはり閾値の観点から表しうるものだ——これは，神経パルスによるニューロンの刺激について先程考察したときとまったく同じだ．これは，刺激の効果の基準は，刺激を与える因子の最小強度——つまり，外界受容器にとっては，照度，ある周波数域に含まれる音波のエネルギー，過大な圧力，気温の上昇などの最小強度，内界受容器にとっては，重要な化学因子の濃度の最小変化や，直接関連する物理的なパラメーターの値の最小

変化——によって表しうることを意味する．

　しかし，閾値による刺激基準は，考えうる唯一の基準でないことには注意しなくてはならない．たとえば視覚の場合，関与するニューロンの多くは，照度が特定の水準に達することではなく，照度の変化（明から暗への場合もあれば，暗から明への場合もある）に反応する．これは単独のニューロンの反応ではなく，より複雑なニューロン系の出力による反応かもしれない．だが，ここではこの問題には立ち入らないことにする．現在入手可能な証拠は，受容器の場合にも閾値による刺激基準が神経系で使われている唯一の基準ではないことを示す傾向にあると述べておけば十分だろう．

　それでは，先程述べた典型的な例を再び取り上げよう．視神経では，特定の（最低）水準の照度には反応せず，照度の水準の変化にだけ反応する神経線維があることはよく知られている．たとえば，ある神経線維は暗から明へ，別の神経線維は明から暗への変化に反応する．言い換えると，刺激基準となるのは，照度水準の増減，つまり，照度自体ではなくその変化なのだ．

　神経系の機能的構造と機能の仕方におけるこうした「複雑さ」の役割について，ここで少しばかり触れておくのが妥当に思える．一方で，こうした複雑さが有用な機能的役割をまったく果たしていない可能性も十分ある．しかし，他方，機能的な役割を果たしているかもしれず，その可能性についていくつか述べられることを指摘するほうが興味

深いだろう．

　本質的にデジタル方式で組織された神経系では，前述の複雑さがアナログ型の役割，あるいは少なくとも「複合的な」役割を果たしていることが考えられる．そのような仕組みのおかげで，簡単にはわかりづらい全体的な電気的作用が神経系の機能の仕方に影響を与えているかもしれないことが指摘されている．このようにして特定の全般的な電位が重要な役割を果たし，神経系は，潜在的な理論上の問題の解決に全体として反応するのかもしれない．潜在的な理論上の問題とは，通常はデジタル的基準や刺激基準などで記述されるほど直接的でも基本的でもない問題のことだ．とはいえ，神経系はおそらく本来デジタル的な性質を持つので，そのような反応が現実のものであるとすれば，デジタル的な効果と相互作用を起こすだろう．つまり神経系は，正真正銘のアナログ方式の系ではなく，「複合的な系」ということになるのだろう．この方向で考察を進めた研究者も何人かいる．それについては，文献を参照するのが適切に思える．ここではこれ以上具体的に論じることはしない．

　しかし，この種の複雑さがみな意味するところを述べておくべきだろう．すなわち，従来なされてきたような，基本的な能動素子の数を数えるという観点からは，個々の神経細胞はたんなる一つの基本的な能動素子以上のものであり，本気で数を数えようとするのなら，この事実を認めないわけにはいかない．もっと複雑な刺激基準でさえこの事

実を無視できないことは明らかだ．もし神経細胞が，細胞体のシナプスの特定の組み合わせに対する刺激によって活性化するのであって，ほかの刺激では活性化しないとすれば，基本的な能動素子の数を意味ある形で数えるには，神経細胞ではなくシナプスの数を数えなくてはならないはずだ．先程言及した「複合的な」現象が登場して状況がさらに厳密なものになれば，数を数えるのはなおさら困難になる．神経細胞の代わりにシナプスの数を数えるとなると，それだけで基本的な能動素子の数は 10〜100 倍へと大幅に増える．これまでに出てきた基本的な能動素子の数に関しては，この手の事実を念頭に置かなくてはならない．

　ようするに，ここで触れた複雑さはすべて的外れだったかもしれないが，この複雑さゆえに神経系が（部分的に）アナログ的な性質あるいは「複合的な」性質を持つということも考えられる．いずれにせよ，有意義な基準で数を数えようとすれば，この複雑さのせいで基本的な能動素子の数が増える．増加の割合は，10〜100 倍に達するだろう．

神経系における記憶の問題

　ここまでの考察では，あるコンポーネントを考慮に入れていなかった．そのコンポーネントは，神経系に存在することが確かではないにせよ，その可能性が非常に高い——今日に至るまでに作られたあらゆる人工計算機できわめて重要な役割を果たしてきたので，その存在はおそらく偶然

ではなく原理上の意味合いを持つだろうことからだけでも，そう言える．そのコンポーネントとは，記憶装置だ．そこで，ここからは神経系のこのコンポーネント，と言うより下位組立て部品の考察に取りかかるとしよう．

　前述のように，神経系内に記憶装置——あるいは，複数の記憶装置かもしれない——が存在することは推測や仮定の域を出ないが，人工の計算自動機械(オートマトン)から私たちが得た経験はすべて，その存在を示唆し，裏づけている．この下位組立て部品，あるいは複数の下位組立て部品の特質や実体や位置に関する物理的な主張も同様に仮説にすぎないことを，端から認めておいたほうがよいだろう．物理的に見て，神経系のどこに記憶装置があるのかは知られていない．それが，独立した器官なのか，あるいは，すでに知られているほかの器官などの特定の部位の集合なのかもわからない．おそらく特定の神経の系の中にあるのだろう．だとすれば，それはかなり大きな系でなくてはならない．そして，体の遺伝的な仕組みと関係しているのだろう．ギリシア人は心が横隔膜にあると考えたが，記憶装置の特質と位置に関しては，私たちの知識もそのギリシア人並みに乏しい．わかっているのは，その容量がそうとう大きいに違いないこと，そして，人間の神経系のような複雑なオートマトンはそれなしでは成り立たないだろうことぐらいだ．

神経系における記憶容量の概算の原理

　この記憶装置が持つと思われる容量について，少し述べ

ておこう．

　計算機のような人工のオートマトンの場合には，記憶の「容量」を定めるにあたって，かなり広く認められている標準的な方法があるので，それを神経系にも当てはめるのは妥当に思われる．一つの記憶装置が保持できる情報の量には限度がある．また，情報は2進数，すなわち「ビット」の集合体にいつでも変換できる．たとえば，8桁の10進数を1000個保持できる記憶装置の容量は，$1000 \times 8 \times 3.32$ ビットとなる．なぜなら，10進桁数字は一つ当たりの情報量が $\log_2 10 \fallingdotseq 3.32$ ビットだからだ（この算出法の根拠は，情報理論に関する C.E. シャノンらの古典的な研究で確立されている）．実際，3桁の10進数がほぼ10ビットに相当することは明らかだろう．$2^{10} = 1024$ で，これは $10^3 = 1000$ にほぼ等しいからだ．（これに基づけば，1桁の10進数は，10/3，すなわち約3.33ビットに相当する．）したがって，先程の記憶容量は，2.66×10^4 ビットになる．同様に，印刷したりタイプしたりしたアルファベットの文字や記号は——$2 \times 26 + 35 = 88$＊通り（2倍してあるのは，大文字と小文字があるから．26は文字の数．35は，この文脈ではやはり考慮しなくてはならない通常の句読点，数字，スペース）のうちの一つなので——$\log_2 88$ で，約6.45ビットに相当する．そこで，たとえば，こうした文字や

＊　$2 \times 26 + 35$ は87だが，原書には88とあるので，そのままにする．［訳注］

記号などを 1000 個保持できる記憶装置の容量は, $6450 = 6.45 \times 10^3$ ビットとなる. 同じように考えれば, より複雑な形の情報, たとえば幾何学図形 (もちろん, 指定された程度の精度と解像度で与えられたもの) や色彩のニュアンス (やはり, 同様の条件で与えられたもの) などに対応する記憶装置の容量も, 標準的な単位, すなわちビットで表せる. これらすべての組み合わせを保持する記憶装置の容量は, 前述の原理に即して求めたそれぞれの値を合計するだけで得られる.

前記の条件に即した記憶容量の概算

現代の計算機に求められる記憶容量は通常, $10^5 \sim 10^6$ ビットほどだ. 神経系の機能に必要と考えられる記憶容量は, これをはるかに凌ぐものでなくてはならないように思える. すでに見たとおり, 神経系自体は, 私たちの知っている人工のオートマトン (たとえば計算機) よりもそうとう大きかったからだ. その推定記憶容量が, 前述の計算機の $10^5 \sim 10^6$ ビットという容量をどれほど上回るかは推測しがたい. しかし, それでも, おおよその見当はつけられる.

たとえば, 標準的な受容器は毎秒約 14 個の異なるデジタル的な刺激を受け入れるようで, それはおそらく 14 ビットに相当する. 神経細胞の数を 10^{10} とし, そのすべてが適切な条件下では本質的に (内界あるいは外界) 受容器であれば, 合計で毎秒 14×10^{10} ビットの入力という

ことになる．さらに，これにはいくつか証拠があるのだが，神経系ではものがほんとうに忘れ去られることはない——いったん受け入れられた刺激は神経活動の重要な領域，つまり注意の中枢からは取り除かれることはあっても，ほんとうに消し去られることはない——とすれば，平均的な人間の一生分の全記憶量が推定できる．人間の寿命を 60 年，すなわち，およそ 2×10^9 秒と考えれば，一生の間の入力を前述の条件で求めると，必要とされる全記憶容量は $14\times 10^{10}\times 2\times 10^9 = 2.8\times 10^{20}$ ビットとなる．これは，現代の計算機に広く当てはまるとされている 10^5〜10^6 ビットという値より多いが，計算機に比べたときのこの差は，すでに見たような両者の基本的な能動素子の数の差に照らせば，不合理なまでに大きくはないだろう．

記憶の様々な物理的実体の候補

この記憶の物理的な実体は何かという問題が，まだ残っている．これに関しては，様々な人が多種多様な解答を打ち出してきた．種々の神経細胞の閾値——あるいは，より一般的に言えば，刺激基準——は，その細胞の経歴に応じて時間とともに変わるという説がある．たとえば，ある神経細胞が頻繁に使われれば，その閾値は下がりうる．つまり，刺激の基準が緩くなるというのだ．もしこれが正しければ，記憶は刺激基準の変動に等しいことになる．たしかに，その可能性もあるが，ここではそれについて考察しないことにする．

同じ発想をさらに思いきって進めることもできる．ほかならぬ神経細胞の接続，すなわち，情報を伝達する軸索の配線の具合が時間とともに変化すると考えるのだ．これは，次のような状況が起こりうることを意味する．長期にわたって使われなかった軸索は，おそらく，やがて機能を果たさなくなる．一方，（通常以上に）非常に頻繁に使われた経路では，接続箇所の閾値が下がりうる（刺激基準の緩和）．この場合も，神経系の特定の部位が，時間の経過とそれまでの経歴によって変化し，その変化そのものが記憶ということになる．

　ほかの形の記憶も明らかに存在する．体のうち遺伝にかかわる部分だ．染色体と，それを構成する遺伝子は，記憶素子に違いなく，それらの状態は系全体の機能の仕方に影響を与え，ある程度までそのあり方を決定する．このように，遺伝にかかわる記憶系が存在する可能性もある．

　さらに別の種類の記憶も考えられ，そのなかには，少なからぬ妥当性を持つと思われるものもある．たとえば，体のある部位の化学組成の特徴が永続的なもので，したがって，記憶素子であることもありうる．そこで，遺伝にかかわる記憶系を考えるとすれば，そのような型の記憶を考えるべきだろう．遺伝子の中にある永続的な属性が，遺伝子の外，細胞の残りの部分にも明らかに存在しうるからだ．

　これらの可能性や，そのほかの，やはり同じぐらい——いや，場合によってはそれ以上に——妥当な可能性もあるが，それには立ち入らない．特定の神経細胞に記憶のあり

かを求めるまでもなく，妥当性に差こそあれ，多種多様な物理的実体が記憶と考えうる——そして，そう考えられてきた——とだけ，ここでは言っておこう．

人工の計算機との類似性

最後に，様々な循環形式で互いに刺激し合う神経細胞の系も記憶装置を構成していることを指摘したい．それらは，能動素子（神経細胞）から成る記憶装置だ．計算機では，そのような記憶装置は重要な形で頻繁に用いられる．実際，記憶装置として最初に導入されたのが，能動素子から成るものだ．真空管を使った計算機では，「フリップフロップ回路」，つまり，対になってゲートを用いることで互いに制御し合う真空管がそれにあたる．トランジスターをはじめ，事実上すべての高速電子科学技術では，フリップフロップ形式の下位組立て部品を用いることが可能で，実際，その使用が必要とされているし，それらは，初期の真空管計算機でフリップフロップ回路が使われたのと同じ形で，記憶素子として使用が可能だ．

記憶を支える素子は，基本的な能動素子を支える素子と同じである必要はない

しかし，神経系が主要な記憶装置としてそのような仕掛けを使うことは論理的必然ではないという点に留意すべきだろう．「基本的な能動素子でできている記憶装置」と呼ぶにふさわしい記憶装置は，どう考えようと，非常に高

くつくからだ．現代の計算機の科学技術は，そのような方式で出発した——したがって，真空管式大型計算機の第1号「エニアック」は，一次（つまり，最も速く，直接最も利用しやすい）記憶装置として，フリップフロップ回路のみに頼った．しかし，エニアックは非常に大きかった（真空管 22,000 本）にもかかわらず，その一次記憶装置の容量は今日の基準に照らすと微々たるもの（10 桁の 10 進数数十個だけから成る）だった．これは，数百ビットほどでしかない——間違っても 10^3 ビットに届かない点に注意してほしい．今日の計算機では，機械の大きさと記憶容量の間の適切なバランス（前述参照）としては，一般に，基本的な能動素子約 10^4 個に対して $10^5 \sim 10^6$ ビットの記憶容量が良いとされている．これは，計算機の基本的な能動素子とは科学技術上まったく異なる形の記憶装置を用いることで達成される．たとえば，真空管やトランジスターを用いた計算機では，静電系（陰極線管）あるいは適切に配置した強磁性コアの集合体などが記憶装置になっている．ここではすべてを分類するのはやめておく．音響遅延型，強誘電型，磁歪遅延型など（このリストは，現に拡張できる），ほかの重要な記憶装置の形式は，このような分類にすっきり収めるのが難しいからだ．ただし，記憶装置に用いられている素子は，基本的な能動素子を支えているものとはまったく異なりうることだけは，指摘しておきたい．

　こうした事柄は，神経系の構造を理解する上で非常に重要に思えるが，今のところ，ほとんどが未解明のままに

なっているようだ．私たちは神経系の基本的な能動素子（神経細胞）を知っている．この系が非常に容量の大きい記憶装置を伴っていることは，ほぼ確実だ．しかし，この記憶装置の基本的素子がどんな型の物理的実体なのかは，何一つわかっていない．

神経系のデジタル部分とアナログ部分

神経系の記憶にまつわる，深く，根源的で，まったく予断を許さない問題点をここまでで指摘したので，今度はほかの問題に進むのが最善だろう．しかし，神経系の記憶装置に属する未知の下位組立て部品の，ある些細な面について，最後にもう一つだけ言っておかなくてはならないことがある．神経系のアナログ部分とデジタル部分（あるいは両者の「複合的な」部分）の関係についてだ．以下，手短におおざっぱな考察を行い，記憶とは関係のない問題に進む．

私が言いたいのはこういうことだ．神経系が経る過程は，前に指摘したように，デジタル型からアナログ型へ，さらにまたデジタル型へという具合に，繰り返し性質を変える．神経系のデジタル部分である神経パルスは，そのような過程の一段階，たとえば，特定の筋肉の収縮や化学物質の分泌を制御する．この現象はアナログ型の範疇に属すが，それは，その現象が適切な内界受容器に検知される原因となる神経パルス列の源となりうる．そのような神経パ

ルスが発せられると,再びデジタル型の過程に戻る.前述のように,デジタル過程からアナログ過程へ,さらにまたデジタル過程へのこうした変化は,何度か繰り返されうる.この系のデジタル過程である神経パルス部分と,アナログ過程である,化学変化や筋肉の収縮による物理的位置変化を伴う部分は,このように交互に起こりながら,どんな過程にも複合的な性質を与えられる.

前述の文脈における遺伝的仕組みの役割

さて,この文脈では,遺伝的現象はとりわけ特徴的な役割を果たす.遺伝子自体は明らかに,デジタル方式でコンポーネントを構成した系の部品だ.しかし,その作用は,特定の化学物質,すなわち関与している遺伝子それぞれに特徴的な酵素の生成を促すことにあり,したがって,アナログの領域に属す.そのため,この分野では,アナログ型とデジタル型の間の変化の具体例が見られる.つまり,この例は,先程もっと一般的な形で私が触れた,より幅広い範疇に属するのだ.

コードと,計算機の機能の制御におけるその役割

今度は記憶以外の側面にかかわる問題に進むことにしよう.つまり,複雑なオートマトンなら例外なくその機能の仕方にとって非常に重要な,論理命令の構成原理という問

題だ.

　まず，この文脈で必要とされる用語を紹介する．オートマトンが実行でき，オートマトンに体系化した仕事をさせる論理命令の系を「コード」という．論理命令とは，適切な軸索に現れる神経パルスのようなもので，実際，神経系のようなデジタル方式の論理系に，再生可能な，目的にかなうやり方で機能させるものは，すべて論理命令だ.

完全(コンプリート)コードの概念

　さて，コードについて語るときには，以下のような区別がたちまち目につく．コードは完全な場合がある——つまり，神経パルスの用語を使えば，それらのパルスが現れる順序と軸索を特定しておくということだ．その結果，当然ながらこれによって，神経系の特定の振る舞い，あるいは，前述の比較で言えば，そこに関与し，神経系に呼応している人工のオートマトンの振る舞いが完全に定義される．計算機では，そのような完全(コンプリート)コードは，必要とされる明細を伴う命令のまとまりのことだ．計算機が特定の計算問題を解くときには，この意味で完全なコードによって制御されていなくてはならない．現代の計算機の効用は，何であれ計算機が解くはずの問題を解決するのに必要なコンプリートコードを，使用者が開発して系統立てて述べる能力に基づいている．

ショートコードの概念

コンプリートコードに対して,「ショートコード」と呼ぶのがふさわしい別のカテゴリーのコードがある.それは,以下のような考えに基づく.

イギリスの論理学者 A. M. チューリングは 1937 年,ある計算機に,別の特定の計算機のように振る舞わせるコード命令系を開発するのが可能であることを示した(そして,それ以来,計算機の様々な専門家が多様な形でそれを実践してきた).ある計算機に別の計算機の振る舞いを模倣させるそのような命令系のことを,ショートコードという.そうしたショートコードの使用や開発についての典型的な疑問を,少し詳しく説明したい.

前に指摘したとおり,計算機は標識——通常は 2 進法の標識——の列,つまり,一連のビットから成るコードによって制御される.ある計算機の使用を支配するどんな命令のまとまりにおいても,どのビットの列が命令で,それが計算機に何をさせるかを,明確にしなくてはならない.

2 台の異なる計算機にとって,意味を持つたこれらのビットの列は,同じである必要はなく,いずれにせよ,それぞれの計算機を働かせるにあたっての効果は,まったく異なることもあるだろう.たとえば,第一の計算機に対し,第二の計算機に特有の命令のまとまりを与えたら,第一の計算機にとって,少なくともその一部は意味を成さない.すなわち,その標識の列は(第一の計算機にとって),意味のある標識の範疇に必ずしもそっくり収まらない.あ

るいは，第一の計算機がその命令に従った場合，目的としている問題の解決に向けて構成された基本的な計画に含まれない動作を，第一の計算機にとらせることになり，想定して体系化してあった仕事，つまり特定の，望ましい問題の解決に向けて，第一の計算機に目的にかなった形で行動させることは，一般にない．

ショートコードの機能

　チューリングの方式に従えば，ある計算機を，まるで別の特定の計算機であるかのように振る舞わせる（つまり，前者に後者を模倣させる）はずのコードは，以下の条件を満たさなくてはならない．そのコードは，第一の計算機が理解する（そして，目的に沿って従う）ような形で書かれた命令（コードのうち，とくに詳しい部分）を含み，それによって第一の計算機に，受け取る命令をすべて吟味させ，その命令が第二の計算機に対する命令としてふさわしい構造を持っているかどうかを判断させなくてはならない．さらにそのコードは，第一の計算機の命令系が理解するような形で書かれた命令を含み，それによってその計算機に，その命令を受けていたら第二の計算機が行っていただろう動作を行わせなくてはならない．

　チューリングの証明が重要なのは，こうすれば，第一の計算機に，ほかのどんな計算機の振る舞いも模倣させうるからだ．このようにして第一の計算機が従うことになった命令の構造は，実際に動作をする第一の計算機に特有の命

令の構造と，まったく違うかもしれない．したがって，じつはこの命令の構造は，第一の計算機に特有の命令よりもはるかに複雑な命令を処理するものかもしれない．第二の計算機の命令の一つひとつによって，第一の計算機がいくつかの処理をする場合もある．込み入った繰り返し過程や，様々な種類の複合的動作を実行させる命令もあるだろう．一般に，第一の計算機が様々な時間内に，様々な程度の複雑さを持った，考えうるあらゆる命令系の制御下で行えることは今やみな，まるで「初歩的な」動作——基本的で，複合的でなく，単純な命令——しかかかわっていないかのように実行できる．

　ところで，このような副次的なコードを「ショートコード」と呼ぶ理由は，歴史的なものだ．ショートコードはコード化を助けるために開発された．つまり，本来の命令系よりももっと簡潔にコードできるようになりたいという願望から生まれたもので，より単純であまり詳細ではなく，よりすっきりしたコード化を可能にするような，もっと便利で充実した命令系を持つ別の計算機であるかのようにその計算機を扱う．

神経系の論理構造

　ここで考察の方向を別の一群の問題に向けるのが最善だろう．すでに指摘したとおり，それは記憶の問題や，今取り上げたばかりのコンプリートコードとショートコードの

問題とは無関係で,複雑なオートマトン,とりわけ神経系の機能の仕方において,論理と算術がそれぞれ果たす役割にかかわるものだ.

数値的な手順の重要性

ここにかかわってくる非常に重要な問題は,次のようなものだ.人間が利用するために作られた人工のオートマトン,とくに,複雑な過程の制御をするためのオートマトンはみな,普通,純粋に論理的な部分と算術的な部分,つまり,算術的過程が何の役割も果たさない部分と,算術的過程が重要な部分を持っている.これは,私たちが普段,物を考えたり,考えを表したりする方法では,数式と数値に頼らずに,真に複雑な状況を表すのが非常に困難であるためだ.

たとえば,この型の問題——人体の中での温度や特定の圧力,化学的平衡の不変性——を制御するオートマトンの仕事を人間の設計者が明確に表そうとすれば,数値を使った等式や不等式で定義しなくてはならない.

数値的な手順と論理との相互作用

一方,この仕事のなかには,数値の関係に触れずに,つまり純粋に論理的な言葉で,明確に表せる部分がありうる.たとえば,生理的な反応の有無がかかわる特定の定性的原理は,数値に頼らずに,どんな状況の組み合わせの下で特定の事象が起こり,どの組み合わせのときには起こら

ないのが望ましいかを，たんに定性的に述べるだけで，明言できる．

高精度の必要性が見込まれる理由

以上の考察から，神経系はオートマトンとして眺めたとき，論理的な部分だけでなく算術的な部分を持っているに違いないこと，そして，神経系における算術的な部分の必要性は，論理的な部分の必要性に劣らず重要であることがわかる．つまり，私たちはまたしても，本来の意味での計算機と向かい合っており，計算機の理論でお馴染みの概念を使って考察するのがふさわしいということだ．

それを考慮すれば，次のような疑問がただちに起こる．神経系を計算機として眺めたとき，その算術的部分は，どれほどの精度をもって機能することが見込まれるのか．

この疑問は，以下の理由からとくに重大だ．これまで計算機から得られたあらゆる経験に照らすと，明らかに神経系が処理せざるをえない複雑な算術的仕事を，計算機が処理しなくてはならないとしたら，そうとう高い水準の精度を持たせる必要がある．計算は長くなるだろうし，長い計算の過程では誤差が積み重なるだけでなく，初めのほうで生じた誤差が，後のほうの計算によって増幅されるからだ．したがって，問題の物理的特質自体から想定されるものより，そうとう高い精度が求められる．

このように，神経系の算術的な部分は現に存在し，計算機として眺めた場合，それはそうとうの精度で働かなくて

はならないことが見込まれる．従来の人工の計算機で，この程度の複雑さを扱う状況下では，10～12桁の精度が妥当としても大げさではないだろう．

この結論は，考えられないものであるにもかかわらず，と言うよりむしろ，まったく考えられないものであるからこそ，導き出す価値が十分あった．

用いられる記号系の特質
——デジタル的ではなく統計的

前に指摘したとおり，神経系がどのように数値データを伝えるかは，ある程度わかっている．通常そうしたデータは，周期的あるいはほぼ周期的なパルス列によって伝えられる．受容器は，強い刺激を受けると，絶対不応期を過ぎるたびに，すぐに反応する．弱い刺激を受けたときにも，受容器は周期的あるいはほぼ周期的な形で反応するが，パルスの周波数はいくぶん減る．絶対不応期ばかりか，相対不応期までも越えなければ，次の反応が起こらないからだ．いずれにしても，定量的刺激の強さは，周期的あるいはほぼ周期的なパルス列に変換される．このとき必ず，周波数は刺激の強さの単調関数となる．これは，周波数変調の通信系の一種と言える．信号の強度が周波数に変換されるのだ．これは，視神経の特定の神経線維や，（重要な）圧力にかかわる情報を伝える神経でも直接観察されている．

この周波数が，刺激の強さとは直接等しくなく，刺激の単調関数であるという点は，注目に値する．このおかげで，あらゆる種類の尺度効果が導入でき，現れた尺度に都合良く依拠するような形で精度を表現できる．

　この周波数が，通常毎秒50～200パルスの範囲に収まることは指摘しておくべきだろう．

　このような状況下では，前述のような精度（10～12桁！）がまったく問題外であることは明らかだ．神経系は，きわめて込み入った仕事をかなり低い精度でこなす計算機だ．先程示した数値に基づけば，2～3桁の精度しか達成できない．この事実は何度も強調する必要がある．これほど低い精度で信頼できる有意義な仕事ができる計算機は，まったく知られていないからだ．

　もう一つ注目すべき点がある．今説明した表記法は，低い精度ばかりでなく，かなり高い水準の信頼性にもつながる．実際，デジタル方式の表記法では，たとえ一つでもパルスが抜け落ちたら，その結果すっかり意味が失われ，ナンセンスになることは明白そのものだ．一方，前記のパルス方式では明らかに，パルスが一つ失われても，いや，いくつか失われたときでさえも——あるいは，余計なものが誤ってつけ加えられても——当該の周波数，つまり，信号の内容が本質的に歪められることはない．

　ここではっきりさせなくてはならない疑問が湧いてくる．見たところ多少矛盾するこれらの所見から，神経系が体現している計算機の算術的・論理的構造の本質につい

て，どんな推測が引き出せるだろうか．

算術的劣化——算術的深度と論理深度の役割

　長い計算の間に起こる精度の劣化を研究したことのある者なら誰にとっても，答えは明白だ．すでに指摘したとおり，この劣化は，重なり合いで生じる誤差の蓄積と，こちらのほうがさらに深刻なのだが，計算の初めの段階で犯した誤りが後の段階での操作によって大きくなる増幅の結果だ．つまり，そうとうな数の算術的処理を順次行わなくてはならないから，言い換えれば，計算方式の「算術的深度」が大きいから，劣化が起こる．

　順次行わなくてはならない処理が多くあるという事実は，もちろん，算術的構造だけではなく論理的構造の特徴でもある．したがって，このような精度の劣化現象はすべて，ここで取り上げている方式の「論理深度」のせいであると言える．

算術的精度か論理的信頼性かという選択

　これも注意しなくてはいけないが，神経系で用いられる通信系は，前述のように本質的に統計的な性質を持っている．言い換えると，肝心なのは標識や数字の正確な位置ではなく，それが現れる統計的特徴，つまり周期的あるいはほぼ周期的なパルス列などの周波数なのだ．

　このように，神経系は私たちが通常の算術や数学で馴染んでいる表記法とは根本的に異なる表記法を用いている

ようだ．個々の標識の位置——そして，その存在あるいは不在——が信号の意味を決定的に左右する，厳密な標識系とは違い，この表記法では，意味は信号の統計的な属性によって伝えられる．このため，算術的精度の水準は下がるが，論理的な信頼性の水準は高まることはすでに見た．算術面における劣化と引き換えに，論理面における向上が得られたのだ．

使用可能な通信系のほかの統計的特徴

　このように見てくると，どうしても，もう一つ疑問を投げる必要が生じる．前述の表記法では，特定の周期的あるいはほぼ周期的なパルス列の周波数が「信号」すなわち「情報」を伝えていた．周波数が信号の明らかに統計的な特徴だったわけだ．情報の伝達における媒体として同じように寄与しうる統計的属性は，ほかにあるだろうか．

　これまでは，情報を伝達するのに使われた信号の属性は，1秒当たりのパルスの数で表す周波数だけであり，信号は周期的あるいはほぼ周期的なパルス列であるという前提に立っていた．

　しかし，（統計的）信号のほかの特徴も使いうることは間違いない．事実，先程触れた周波数は，単一のパルス列の属性であるのに対して，関与している神経は一つ残らず数多くの神経線維から成り，そのそれぞれが膨大な数のパルス列を伝達する．したがって，そうしたパルス列間の，特定の（統計的）関係もまた，情報を伝達することは十分

ありうる．だとすれば，様々な相関係数やその類を考えるのが自然だ．

数学の言語ではなく脳の言語

　この主題をさらに追求していくと，必然的に言語の問題に至る．すでに指摘したように，神経系は二つの型の通信に基づいている．算術的な表現を含まないものと含むもの，つまり，命令の通信（論理的な通信）と数値の通信（算術的な通信）だ．前者を本来の言語，後者を数学と呼んでもよい．

　言語はおおむね，歴史的な偶然の産物と了解するのが適切だろう．人間の基本的言語は昔から，様々な形で私たちに伝わっているが，多数が存在すること自体，言語には絶対的なところも必然的なところもないことの証だ．ギリシア語やサンスクリットのような言語が生まれたのは歴史的事実であって，論理的必要性によるものではないのとちょうど同じで，論理学と数学もまた，歴史的・偶発的な表現形式と見なすのが理にかなっている．論理学と数学は本質的な変種を持ちうる．つまり，私たちに馴染みのあるもの以外の形でも存在しうる．実際，中枢神経系とそれが伝達する通信系の特質から，それがはっきり見て取れる．すでに十分な証拠を積み重ねてきたから，中枢神経系がどんな言語を用いているにせよ，私たちが通常親しんでいるものよりも小さい論理深度と算術的深度を特徴としているのが

わかる．それを如実に物語っているのが次の例だ．人間の網膜は，目で知覚した視覚映像の大幅な再編成を行う．さて，この再構成は，網膜上で，より正確には視神経の入口で，連続した三つのシナプスだけ，すなわち，連続した三つの論理的段階だけで行われている．中枢神経系の算術的処理で用いられている通信系の統計的性質と精度の低さからも，ここに関与する通信系の中では，前述のとおり精度の劣化があまり進みえないことがわかる．したがって，ここには，私たちが論理学や数学で通常慣れ親しんでいるものとは異なる論理構造が存在しているのだ．そうした構造は，すでに指摘したとおり，私たちが同様の状況下で馴染んでいるものよりも論理深度も算術的深度も小さいことを特徴とする．このように，中枢神経系における論理と数学は，言語として眺めたときには，私たちの日常経験に当てはまる諸言語とは，構造上，本質的に異なっている．

　これも留意しなくてはならないのだが，ここで言う言語は，前に述べたような意味で，コンプリートコードではなく，むしろショートコードに相当する．私たちが数学を語るときには，中枢神経系が現に用いている一次言語の上に構築された二次言語について語っているのかもしれない．したがって，中枢神経系が実際に使っている数学的言語あるいは論理的言語が何であるかを見極めるという観点に立つと，私たちの数学の外形は絶対的な重要性を持たない．しかし，信頼性と論理深度と算術的深度について先に述べた事柄は，中枢神経系の言語系がどのようなものであれ，

私たちが意識的にはっきりと数学と考えているものとは，
必ずや大幅に異なるだろうことを裏づけている．

解　　説

                                野﨑　昭弘

　本書は，ノイマン夫人の「はしがき」にも詳しく記されているが，本来はイェール大学での2週間の連続講義（シリマン講義）の講義録になるはずのものであった．フォン・ノイマンの死に至る病のため，講義は実現されず，原稿も未完成に終わったが，イェール大学はその遺稿を整理して，ノイマンが亡くなった翌年の1958年に出版した．おそらく評判が良かったからであろう，長大な序文を加えて，第2版として2000年に再刊されたが，その翻訳が本書である．標題の「計算機と脳」について，要点をおさえた解説を読むことができるが，アナログ計算機の特徴についてもしっかり書いてあり，「計算機の歴史」を通して，現代コンピュータの本質を理解するためにも有益である，と私は思う．
　フォン・ノイマンはハンガリー生まれの天才数学者で，頭の回転が飛びぬけて速く，高校の同級生ウィグナーは「彼と話していると，劣等感を感じる」と言っていた，という逸話がある（ただの高校生ではなく，のちにノーベル物理学賞を受賞した人である！）．いろいろな分野に独創

的な業績を残しているが，原子爆弾の開発にもかかわり，ビキニ環礁での水爆実験にも参加している（これはガンで早逝したことに影響しているかもしれない）．コンピュータについても「ノイマン方式」と呼ばれる設計原理を発表し，現代のスーパーコンピュータからパソコンまでの大多数が，その方式で設計・製作・運用されている．これは本書の中でも要領よく説明されているが，ポイントは

　コンピュータをさまざまな問題に応用する，柔軟性をどのように実現するか

もっと具体的に言えば

　特定の仕事をさせるためのプログラムを，どのような形で与えるか

という点である．世界最初の大型電子計算機 ENIAC (1946) では，プログラムは「配線の変更」として与えられた．「配線の変更」は「プラグのさしかえ」でできるように設計されていたので，本書ではこの方式を「**プラグ制御**」と呼んでいる．これは「問題ごとに専用のコンピュータを作る」ようなもので，高速であることはまちがいないが，問題を変えるたびに「プラグのさしかえ」をしなければならず，それは時間もかかるし技術を要する，たいへんな仕事であった．一方，プログラムの基本ステップを符号

化（記号化）し，入力装置を通して（当時は穴あきテープを使って）実行ステップごとに指示する方式もあった．本書ではこれを「**テープ制御**」と呼んでいるが，現代のプログラミングと似たような作業で「問題の変更」ができるので，柔軟性は著しく高まった．遂に完成しなかったイギリスのバベジの解析機関はこの方式で，実際に動いた計算機としてはドイツのツーゼのZ3（1941年）が最初である．しかし計算の実行段階で各ステップごとに，機械的な入力装置を通して「基本ステップの指示」を読み取らなければならないので，これでは電子回路の高速性が十分に発揮できない．これらに対して「符号化したプログラムを，記憶装置内に蓄える」，本書の用語では「**記憶装置による制御**」は，柔軟性と高速性が同時に実現できる，画期的な方式であった．

ついでながら「記憶装置による制御」方式でも，最初にプログラムを記憶装置に送り込むためには入力装置を利用するので，その段階では電子回路の高速性は発揮できない．しかし一度入力してしまえば，見かけが50行（50ステップ）のプログラムでも，ふつうその一部は何回も（何百万回も）繰り返し実行されるので，その段階で電子回路の高速性が発揮できれば，「実行段階でも各ステップごとに入力装置を通す」テープ制御方式より，桁違いに速くなるわけである．しかし逆に，たとえば1+1とか365×24のように「繰り返しのない，簡単な問題」を解くのであれば，この方式のスーパーコンピュータよりそろばんや電卓

のほうが速い．

　この「記憶装置による制御」を誰が最初に思いついたのか，については諸説あるが，最初にこれが提示されたのは，ENIACに続いて建設が計画された電子計算機"EDVAC"の研究グループの「報告書・素案 (The First Draft Report on the EDVAC)」の中で，事情は分からないがそれがフォン・ノイマン単独の名前で発表されたため，「ノイマン方式」という呼び名で広まった．個人名を避けて「**プログラム内蔵方式**」と呼ぶこともあったが，短い名前には勝てないらしく，今はほとんどの人が（反対する人もいるが）「ノイマン方式」と呼んでいる．なおこの方式のコンピュータで完成したのは，アメリカのEDVAC (1951) よりイギリスのEDSAC (1949)，また小規模実験機を含めればやはりイギリスのSSEM (1948) のほうが早かった．

　本書は第1部・計算機，第2部・脳という構成で，今はもうほとんど見られないアナログ計算機から始めて，デジタル計算機における符号化の原理，また上記3方式が，要領よく説明されている（プラグ制御もテープ制御も，アナログ計算機でも使われていたことは，私は本書ではじめて知った）．本書に書かれている基本部品の個数や大きさ・速度などの数値は，今ではあらかた古くなってしまったが，原理・原則は変わっていないので，細かいところは気楽に飛ばしながら読み進めば，要点を正しく理解できると思う．なお「デジタル計算機での基本演算」のところ

は，複雑ではあるが

　小学生でもできる，機械的な手順である

ことさえわかればよいので，深追いの必要はない（手計算での「割り算」の手順など，あらためて考えてみるとけっこうおもしろいが，きわめて煩雑である！）．脳の働きの解説も要点をおさえていて，脳の中での電気的（デジタル的）・化学的（アナログ的）な反応にしっかり目配りしながら，論理学や計算理論とのつながりも意識して，いろいろな角度から観察が進められる．ただ，AND, OR, NO（今はふつう NOT と書く）が出てくるところは，いくらか予備知識がないと「ノイマンが何を問題にしているか」がわかりにくいと思うので，少し補足を書いておきたい．ニューロンもデジタル計算回路も，その機能はたくさんの入力 $(0,1)$ に，あるひとつの出力 $(0,1)$ を対応させるひとつの関数とみなすことができる（複数個の出力をもつ回路は，その出力ごとに別の関数を考える）．ごく簡単な例として「1 桁の 2 進数 x, y の和」を求める回路は，和（2 桁の 2 進数）の桁数字を w_1, w_0 とすると，下図のように表すことができる．

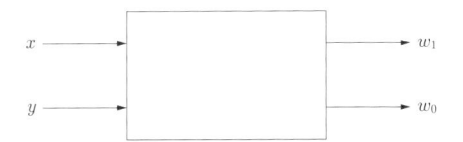

数学的な記法を使えば，これらは

$$w_1 = f_1(x, y),$$
$$w_0 = f_0(x, y),$$

という2つの関数を計算している，と考えてよい．これらの関数は具体的には，次の数表で表せる．

関数 f_1, f_0 のための数表

変数値（入力）		関数値（出力）	
x	y	$f_1(x,y)$	$f_0(x,y)$
0	0	0	0
0	1	0	1
1	0	0	1
1	1	1	0

ところでこれらの関数は，値1,0を「真・偽」と解釈すると，ある論理的な関係（条件，命題，関数）を表しているとも解釈できるので，「論理関数」と呼ばれる．だから1,0を扱う回路のことを「論理回路」と呼ぶこともある．個々の神経ニューロンの機能も，超大型の論理関数で表せる，と考えてよい．

論理関数の基本は，次の3つの関数（論理演算）である：

$$\mathrm{AND}(x, y) = (x, y の小さいほう),$$
$$\mathrm{OR}(x, y) = (x, y の大きいほう),$$

$$\mathrm{NO}(x) = 1 - x$$
　　　　（ふつうこれを $\mathrm{NOT}(x)$ と書く）

どんな論理関数でも，これら3つの関数の組み合わせで表現できることが知られている．たとえばさきほどの関数 $f_1(x,y)$ は $\mathrm{AND}(x,y)$ そのものであるし，$f_2(x,y)$ は次のように表せる：

$$f_2(x,y) = \mathrm{OR}(\mathrm{AND}(x, \mathrm{NO}(y)), \mathrm{AND}(\mathrm{NO}(x), y))$$

なおこの式の右辺は，上の表から「関数値が1になる」ための論理的な条件を考えることによって，機械的に導くことができる（「論理設計」という言葉の出所は，ここにある）．

　計算機の基本回路を構成する基本部品（いわゆるゲート素子）は，AND，OR，NO をどれも実現できるので，「どんな関数でも組み立てられる」ことが保証されている．

　では，ニューロンの場合はどうであろうか？　ノイマンはニューロンの「最も単純な行動規範」として，次の「閾値モデル」を紹介している．

　　ある最小限の数（あるいは，それ以上）の神経パルスを
　　受け取ったときにだけ反応する．（本書87ページ）

いいかえれば「ある個数以上の1が入力されたときだけ，1を出力する」ということである．しかしこれだと，

ANDとORは（ニューロンで）実現できるが，NOは作れない．そこで彼は「（ニューロンの機能は）実際にはこれより複雑」と言いながら，細かい説明を省いて，次のように述べている．

> ニューロンがどのようにして「NO」の処理も模すことができるか，またどのような手法を採用すればこの演算（NO）の使用を完全に避けられるかについては，ここでは触れないことにする．（本書86ページ）

だから結論的には，明記はされていないが，

> ニューロン（回路網）もNOを扱うことができ，したがってニューロン回路網はすべての論理関数を実現できる

と考えている，ように思われる．彼はいわゆる「2線論理」を念頭に置いていたのかもしれないが（それならNOのための特別の部品は要らない），実はニューロンには

> ある入力が1のときは，出力は自動的に0なる

という特別の入力（**禁止入力**）がありうるので，結論は問題なく正しい．
　私としては，ノイマンが（陰に陽に）指摘している次の

点はみな正しいし，重要であると思う．
　①脳の中の電気信号は，基本的にデジタルである．
　信号の発生機構にはアナログ的な部分もあるが，発生される神経パルスそのものは，どれも（ほとんど）同じであるから，相互作用としては

　神経パルスがあるか（1）・ないか（0）

だけが重要である．
　②脳の基本部品である「ニューロン」は，デジタル・アナログの両面を持つが，外から見た機能は，巨大なデジタル回路と考えてよい．

　入出力はデジタル信号なのだから，これは当然の帰結である．なお1つのニューロンが表せる機能の中にはAND, OR, NOがすべて含まれる（実際には，それよりはるかに複雑な仕事をしている）ので，神経ニューロンのネットワークは少なくとも原理的に，どんな論理関数でも実現できる．
　③刺激の強さ，などの量は「周波数」によってアナログ的に表現され，精度の点では不利であるが，「論理的な安全性」の保障に役立っている．
　④脳の働きは非常に並列的であるが，計算機は並列的な部分は少なく，むしろ直列的である．
　⑤行われている情報処理の論理的・算術的深度は，計算機においては大きく，中枢神経系においては小さい．

計算機の数値にひじょうに高い精度を要求されるのは，算術的深度が深いためであり，脳の情報処理では，それほど高い精度は必要ない．

また「ニューロンどうしの信号のやり取りには，時間的に多少前後してもよい，というゆとりがある」という指摘も，その点は完全に足並みそろえて（同期的に）動くコンピュータとは異なるので，おもしろいと思った．

さいごの，ごく短い節「数学の言語ではなく脳の言語」では，

> 中枢神経系が実際に使っている数学的言語あるいは論理的言語が何であるか（本書 114 ページ）

という問題が提起されている．これはフォン・ノイマン自身の「まえがき」にも言及されている．

> 神経系を数学的に……深く探究すれば，……数学自体の様々な側面の理解にも影響が及ぶだろう（本書 32 ページ）

という予告にも関連しているが，その言語は

> 私たちが意識的にはっきりと数学と考えているものとは，必ずや大幅に異なるだろう（本書 115 ページ）

という見解でしめくくられていて，これには私は一種の感動を覚えた．私は「中枢神経系」の総合的な働きには（強さの表現③にも関連して）アナログ的な部分が多く，デジタルな言語とは相容れないものではないか，と考えているが，フォン・ノイマンのことであるから，時間さえあれば，何かしら「中枢神経系の言語」について，鋭いことを語ってくれたかもしれない．ここで終わってしまうのは，実に残念である！

　私が気に入らなかったのは，チャーチランド夫妻による長大な「第2版に寄せた序言」である．哲学畑の人たちらしいが，数学もコンピュータ科学も，正確には理解しておられない．たとえばフォン・ノイマンが「（脳の）機能の仕方は，一見するとデジタル」が強引なものであることをただちに認めて，最初の問題点として

　ニューロン間のつながりに，典型的な「ANDゲート」や「ORゲート」が持つ「二つの入力経路，一つの出力経路」という構成が見られない（本書12ページ）

という事実を（ノイマンは）挙げているとし，それに対する彼らの見解として

　この事実は決定的な意味を持つわけではない——たとえば，多値論理学というものもある（本書12ページ）

など，とんちんかんなことを書いている．私の理解では，ノイマンが2つの入力経路の AND ゲートや OR ゲートに触れたのは，論理学の基本（2項）演算 AND, OR との関連を明らかにするためで，「ニューロンの機能はデジタル」に疑義を感じたためではない．実際の演算回路で使われている AND ゲートや OR ゲートが多（>2）入力であることはノイマンはもちろん知っていたし，それが何百万入力になろうと，数学的な本質は変わらないと，確信していたに違いない．さらにいえば「多値論理学」とは，入出力の値が「0, 1」ではなく「0, 1, 2」とか，一般に「$0, 1, 2, \cdots, k-1$」($k>2$) になった場合の論理学であるから，入力経路の個数には何の関係もないのである！

　まあこの序文は，気楽に読み飛ばしていいのでは，と私は思う．ただし

　　彼（ノイマン）の所見は，今でも時代遅れになっていない

という指摘は妥当であるし，「コード」という言葉が今でいう「プログラム」と同じ意味で使われていること，「コンプリートコード」は「マシン語（機械語）プログラム」，「ショートコード」は「高水準プログラミング言語」（によるサブプログラム）と読み替えてよい，という注意は，適切であると思う．

　「知能の分野でのニュートン」という賛辞はなかなか，と思ったが，さいごに提起された問題にすばらしい解答が

あれば，私も心から賛成できたのに……と思ってしまう．フォン・ノイマンの54歳での早逝は，実に惜しいことであった．

*

　その後の脳科学・計算機科学の発展はめざましく，脳科学においてはミクロな現象の解明，計算機科学においては高速性と大容量記憶装置を活かした応用には，眼を見張らされる．しかし脳の設計思想，あるいは「全体としての，働き方」には謎が多く，記憶や学習がどのようなしかけで，これほど巧みにできるのか（子どもが母国語を学習する速さを見よ！）は，まったくといっていいほどわかっていない，ように私は思う．その端的な現れを，ひとつご紹介しておきたい．

　話は飛ぶようであるが，従来型のコンピュータでは，手ごわい問題になると，規模が大きくなるにつれて飛躍的に時間がかかる，**計算時間の爆発**と呼ばれる現象が知られている（結果的に，実際問題として答えが出せないこともある）．たとえば

　　指定された交通路によって，指定された都市のすべてを巡回する，最短距離（あるいは最短時間，最小コスト）のコースを求めよ

という問題は，**巡回セールスマン問題**と呼ばれる難問で

あるが，これは問題の規模（訪問すべき都市の数 N）が大きくなるにつれて，むずかしさが飛躍的に大きくなり，計算時間の爆発が起こる，典型的な問題である．そこでこれを，脳の神経回路網をまねて設計された「ニューロコンピュータ」にやらせてみよう，という試みがあった．こちらは問題の「解き方」を教えるのではなく，問題の条件と，求めるべき答えを教えるだけで，システムが学習によって，よりよい解を求めるので，「計算時間の爆発は起こらない」と主張する人もいた．しかし人間が「どのように効率のよい学習をしているのか」については，ほとんど何もわかっていないので，そのシステムには機械的な学習システム（ミクロなレベルの中枢神経系の働き）が組み込まれているだけで，超高速の電子回路をもってしても，大した問題は解けなかった．問題の規模が大きくなると，ふつうの「計算時間の爆発」とは異質かもしれないが，「**学習時間の爆発**」が起こってしまうのである（結果的には同じこと！）．けっきょく私が興味を持って調べていた頃には，ニューロコンピュータで解けた巡回セールスマン問題の都市数は 15 を超えなかった，と思う．一方，通常のコンピュータ・システムを使う古いタイプの研究では，その頃すでに 10 万都市を超える問題が解かれていたのである．

このようなこともあるので，「脳細胞を電子回路に置き換えれば，素晴らしい性能の人工知能ができる」などという夢は，あまり信用しないほうがいい．現代のコンピュ

ータは「少なくとも原理的に，どんな処理方式でも模倣できる」とはいっても，それは「処理方式がわかっている場合」で，しかも「所要時間・無制限（何億年かかってもよい！）」という，理論的な話なのである．私は 1965 年に出版した本『電子計算機と数学』（ダイヤモンド社）の中で，コンピュータの知的応用の前に立ちはだかる，次の「3 つの壁」を挙げた．

①空間の壁……「140 億個のニューロン」に匹敵する性能のコンピュータを作らなければならない．

②時間の壁……よい方式が見つからないと，学習に何億年かかるのか，見当がつかない．

③知識の壁……そもそも脳の全体的な設計原理がわかっていない．記憶や学習についても，外から見た効果については心理学者がいろいろな発見をしているし，ミクロなレベルでは脳神経学の著しい発展もあるが，それらをつなぐ「システムとしての脳全体の動作方式」がよくわからないので，現状では「部分的なまねごと」しかできない．

何とか克服できそうなのは，「空間の壁」ぐらいで，あとは今でも難問として残されている，と思うのだが，どんなものであろうか．

2011 年 9 月

（のざき・あきひろ／大妻女子大学名誉教授）

訳者あとがき

 ジョン・フォン・ノイマンは1903年にハンガリーで生まれ，30年にアメリカに渡ってプリンストン大学の教壇に立ち，翌年に帰化した．その後，原子爆弾の開発や高速コンピューターの発展に大きく貢献したノイマンは，1955年にイェール大学に依頼され，翌年に同大学で連続講義を行うことになった．だが，残念ながら病に倒れ，講義は実施できず，講義のために準備していた原稿も未完に終わったが，それをノイマンの死後にイェール大学出版局が刊行したのが *The Computer and the Brain* だ．この経緯は夫人のクララ・フォン・ノイマンによる「はしがき」に詳しい．それから40年余りを経た20世紀最後の年，つまり2000年に，チャーチランド夫妻の序言を添えて第2版が刊行された．その全訳が本書だ．

 もととなった原稿にノイマンが着手してからすでに56年が過ぎた今，本書から最新の知見を得ることは望むべくもない．それに，1964年には株式会社ラテイスから翻訳が出ている．それでは今，本書をあらためて日本の読者のみなさまに紹介する意義はどこにあるのだろう？ 一つには，64年の翻訳が入手しづらくなっていることが挙げら

れる．だが，それに加えて，アメリカで第 2 版が出されたのとおそらく同じ意義も考えられる．つまり，この分野の古典として，そしてまた，歴史的資料として価値のある文書の提供だ．英語の第 2 版が今でも英米でよく読まれているのは，こうした意味で本書を評価する読者がいることの証だろう．

　序言でチャーチランド夫妻が，「「知能の分野でニュートン」の役割を果たせる人」と評しているとおり，ノイマンは卓越した業績を残しており，その一端は本書の短い本文からも十分窺える．そして，この邦訳版には，原書のチャーチランド夫妻の言葉に加えて，野﨑昭弘氏がオリジナルの解説を書いてくださっている．これら二つの文章を読めば，本文の内容の理解が深まる．この分野に詳しくない人でも，わかりやすくなる．そればかりか，ノイマンの業績がどんな意義を持ち，コンピューターの歴史の中でどう位置づけられるかもつかめ，ノイマンの遺稿の価値がさらに高まるだろう．

　それでは，翻訳者として私にできることはあるのか？ この本の仕事の依頼を受けたとき，そう自問してみた．そして，原文に目を通したとき，一つありそうに思えた．文は人なり，とよく言われる．ノイマンの文章は特徴的だった．翻訳者としては当たり前と言えば当たり前なのだが，その特徴を訳文にも極力反映させるべきではないか？ もちろん，出版にあたって編集者がどこまで手を入れたのか，あるいは，出自を考えると，ノイマン個人ではなくハ

ンガリー人全般やハンガリー語の特性がどれだけ影響しているのかはわからない．それでも，そこにはノイマンらしさが必ず残っているだろう．それに，これは未完の遺稿で，ほかの作品ほど本人の手直しが入っていないだろうから，余計に人柄があらわになっているのではないか．そこで，原文の内容ばかりか表現や形式にもなるべく忠実に訳すことにした．

ただし，それには代償もあった．読みづらさだ．原稿の構成はよく練られている．全体が二部に分かれ，それぞれに，明確な見出し・小見出しをつけたコンパクトな節や小節が整然と並んでいる．だが，挿入語句が多い．（　）や［　］や──で挟んだ補足がいたるところにある．「前述参照」「後述参照」という言葉が連発される．しかも，具体的にどの部分を指すかは示されない．先に挙げた既訳がそうしているように，原文を整理し，そうした補足をきれいさっぱり削除すれば読みやすくなることは承知していたが，あえてそうしなかった．ノイマンの思考の流れや性格が現れているように思えたからにほかならない．

さて，ノイマンはこの原稿をどんな思いで書いていたのだろう？　夫人による「はしがき」から，ノイマンがシリマン講義の依頼を受け，光栄に思い，それに対して強い使命感と責任感を持っていたことがわかる．ノイマンは，ワシントンで重責を担いながら，そして，後には病気と戦いながらも原稿の執筆に努め，最後の入院のときにも原稿を持ち込んだほどだから．それだけに，病で思うままに原稿

が書けず，けっきょく未完に終わってしまい，どれほど無念だったことか．それに，完成原稿を目にできなかった私たちにとっても，それは残念なことだった．さらには，もしノイマンが生き永らえていたら，あとどれほど大きな業績を残していたかを想像すると，残念な気持ちは募るばかりだ．

とはいえ，ノイマンがすでに高く評価されていたことは，イェール大学の譲歩から十分見て取れる．2週間の講義を当初1週間に，その後1，2回に減らすことに同意し，それもかなわないと見れば，原稿の代読で講義に代えることすら提案し，ついにノイマンが亡くなると，未完の遺稿を出版したほどだ．ノイマンの思いが報われるかのように，こうして遺稿が日の目を見，さらに第2版が出され，日本でもその訳が刊行されて読者の目に触れる運びとなったのだから，ほんとうに喜ばしい．

最後になったが，訳稿に目を通し，用語や表現などの問題点を丁寧に指摘して代案を提示してくださった上，詳しい解説も書いてくださった野﨑氏に心から感謝申し上げる．また，私を本書に引き合わせ，訳に関して数々の的確な助言や訂正をしてくださった筑摩書房ちくま学芸文庫担当の海老原勇さん，校正者の渡部美奈子さんそのほか刊行までお世話になった方々にこの場を借りてお礼を申し上げる．

2011年9月

柴田 裕之

本書は「ちくま学芸文庫」のために新たに訳出されたものである。

数学文章作法 基礎編
結城 浩

レポート・論文・プリント・教科書など、数式まじりの文章を正確で読みやすいものにするには?『数学ガール』の著者がそのノウハウを伝授!ただ何となく推敲していませんか? 語句の吟味・全体のバランスレビューで、文章をより良くするために効果的な方法を、具体的に学びましょう。

数学文章作法 推敲編
結城 浩

幅広いトピックを歴史に沿って解説。刊行から半世紀以上にわたり読み継がれてきた数学入門のロングセラー。

数学序説
吉田洋一　赤 攝也

数学は嫌いだ、苦手だという人のために、幅広いトピックを歴史に沿って解説。刊行から半世紀以上にわたり読み継がれてきた数学入門のロングセラー。

ルベグ積分入門
吉田洋一

リーマン積分ではなぜいけないのか。反例を示しつつ、ルベグ積分誕生の経緯と基礎理論を丁寧に解説。いまだ古びない往年の名教科書。(赤 攝也)

微分積分学
吉田洋一

基本事項から初等関数や多変数の微分積分、微分方程式などを、具体例と注意すべき点を挙げつつ丁寧に叙述。長年読まれ続けている大定番の入門書。(高瀬正仁)

数学の影絵
吉田洋一

数学の抽象概念は日常の中にこそ表裏する一つ、その裡にある無限の広がりを軽妙に綴った珠玉のエッセイ。(高瀬正仁)

私の微分積分法
吉田耕作

ニュートン流の考え方にならうと微積分はどのように展開されるか。対数・指数関数、三角関数から微分方程式、数値計算の話題まで。(俣野 博)

力学・場の理論
L・D・ランダウ／
E・M・リフシッツ
水戸 巌ほか訳

圧倒的に名高い『理論物理学教程』に、ランダウ自身が構想した入門篇があった! 幻の名著『小教程』がいまよみがえる。(山本義隆)

量子力学
L・D・ランダウ／
E・M・リフシッツ
好村滋洋／井上健男訳

非相対論的量子力学から相対論的理論までを、簡潔で美しい理論構成で登る入門教科書。大教程2巻をもとに新構想の別版。(江沢 洋)

書名	著者	内容
思想の中の数学的構造	山下正男	レヴィ=ストロースと群論？　ニーチェやオルテガの遠近法主義、ヘーゲルと解析学、孟子と関数概念……。その物理的特質とは？　数学的アプローチによる壮大な科学史。
熱学思想の史的展開1	山本義隆	『磁力と重力の発見』の著者による壮大な科学史。熱力学入門書としての評価も高い。全面改稿。
熱学思想の史的展開2	山本義隆	熱の正体はカルノーの一篇の論文に始まり骨格が完成していた。熱素説に立ちつつも、時代に半世紀も先行していた。理論のヒントは水車だったのか？
熱学思想の史的展開3	山本義隆	隠された因子、エントロピーがついにその姿を現わす。重要な概念が加速的に連結し熱力学が体系化されていく。格好の入門篇。全3巻完結。
重力と力学的世界（上）	山本義隆	〈重力〉理論完成までの思想的格闘の跡を丹念に迪り、先人の思考の核心に肉薄する壮大な力学史。上巻は、ケプラーからオイラーまでを収録。
重力と力学的世界（下）	山本義隆	西欧近代において、古典力学はいかなる世界を発見し、いかなる世界像を作り出し、そして何を切り捨ててきたのか。歴史事象としての古典力学。
数学がわかるということ	山口昌哉	非線形数学の第一線で活躍した著者が〈数学とは〉をしみじみと、〈私の数学〉を楽しげに語る異色の数学入門書。（野崎昭弘）
カオスとフラクタル	山口昌哉	ブラジルで蝶が羽ばたけば、テキサスで竜巻が起こる？　カオスやフラクタルの不思議をさぐる本格的入門書。（谷原一幸）
大学数学の教則	矢崎成俊	高校までの数学と大学の数学では、大きな断絶がある。この溝を埋めるべく企図された、自分の中の数学を芽生えさせる、「大学数学の作法」指南書。

ユークリッドの窓

レナード・ムロディナウ　青木　薫 訳

平面、球面、歪んだ空間、そして……。幾何学的世界像は今なお変化し続ける。『スタートレック』の脚本家が誘う三千年のタイムトラベルへようこそ。

ファインマンさん　最後の授業

レナード・ムロディナウ　安平文子 訳

科学の魅力とは何か？　創造とは、そして死とは？　老境を迎えた大物理学者との会話をもとに書かれた、珠玉のノンフィクション。(山本貴光)

生物学のすすめ

ジョン・メイナード＝スミス　木村武二 訳

現代生物学では何が問題になるのか。20世紀生物学に多大な影響を与えた大家が、複雑な生命現象を理解するためのキー・ポイントを易しく解説。

現代の古典解析

森　毅

おなじみ一刀斎の秘伝公開！　極限と連続に始まり、指数関数と三角関数を経て、微分方程式に至る。見晴らしのきく、読み切り22講義。

ベクトル解析

森　毅

1次元線形代数から多次元へ、1変数の微積分から多変数へ。応用面とは異なる、教育的重要性が展開するユニークなベクトル解析のココロ。

対談　数学大明神

安野光雅　森　毅

数楽的センスの大饗宴！　読み巧者の数学者と数学ファンの画家が、とめどなく繰り広げる興趣つきぬ数学談義。(河合雅雄・亀井哲治郎)

線型代数

森　毅

理工系大学生必須の線型代数を、その生態のイメージと意味のセンスを大事にしつつ、基礎的な概念をひとつひとつユーモアを交え丁寧に説明する。

新版　数学プレイ・マップ

森　毅

一刀斎の案内で数の世界を気ままに歩き、勝手に遊ぶ数学エッセイ。「微積分の七不思議」「数学の大いなる流れ」他三篇を増補。(亀井哲治郎)

フィールズ賞で見る現代数学

マイケル・モナスティルスキー　眞野元 訳

「数学のノーベル賞」とも称されるフィールズ賞。その誕生の歴史、および第一回から二〇〇六年までの歴代受賞者の業績を概説。

書名	著者・訳者	内容
科学と仮説	アンリ・ポアンカレ 南條郁子訳	科学の要件とは何か。仮説の種類と役割とは？ 数学と物理学を題材に、関連しあう多様な問題を論じる。規約主義を含む科学哲学の古典。
フラクタル幾何学(上)	B・マンデルブロ 広中平祐監訳	「フラクタルの父」マンデルブロの主著。膨大な資料を基に、地理・天文・生物などあらゆる分野から事例を収集・報告したフラクタル研究の金字塔。
フラクタル幾何学(下)	B・マンデルブロ 広中平祐監訳	「自己相似」が織りなす複雑で美しい構造とは、その数理とフラクタル発見までの歴史を豊富な図版とともに紹介。
現代数学序説	松坂和夫	集合をめぐるパラドックス、ゲーデルの不完全性定理からファジー論理、P＝NP問題などのより現代的な話題まで。大家による、現代数学の一端に触れる。
数学基礎論	前原昭二	『集合・位相入門』などの名教科書で知られる著者による、懇切丁寧な入門書。組合せ論・初等数論を中心に、現代数学の一端に触れる。(荒井秀男)
不思議な数eの物語	E・マオール 伊理由美訳	自然現象や経済活動に頻繁に登場する超越数e。この不思議な数の歴史を描いた一冊。ニュートン、オイラー、ベルヌーイ等のエピソードも満載。
フォン・ノイマンの生涯	ノーマン・マクレイ 渡辺正/芦田みどり訳	コンピュータ、量子論、ゲーム理論など数多くの分野に絶大な貢献を果たした巨人の足跡を辿り、「人類最高の知性」に迫る。ノイマン評伝の決定版。
工学の歴史	三輪修三	オイラー、モンジュ、フーリエ、コーシーらは数学者であり、同時に工学の課題に方策を授けていた。「ものつくりの科学」の歴史をひもとく。
関数解析	宮寺功	偏微分方程式論などへの応用をもつ関数解析。バナッハ空間論からベクトル値関数、半群の話題まで、その基礎理論を過不足なく丁寧に解説。(新井仁之)

数理物理学の方法　J・フォン・ノイマン／伊東恵一編訳

多岐にわたるノイマンの業績を展望するための文庫オリジナル編集。本巻は量子力学・統計力学など物理学の重要論文四篇を収録。全篇新訳。

作用素環の数理　J・フォン・ノイマン／長田まりゑ編訳

終戦直後に行われた講演「数学者」と、「作用素環について」Ⅰ〜Ⅳの計五篇を収録。一分野としての作用素環論を確立した記念碑的業績を網羅する。

新・自然科学としての言語学　福井直樹

気鋭の文法学者によるチョムスキーの生成文法解説書。文庫化にあたり旧著を大幅に増補改訂し、付録として黒田成幸の論考「数学と生成文法」を収録。

電気にかけた生涯　藤宗寛治

実験・観察にすぐれたファラデー、電磁気学にまとめたマクスウェル、ほかにクーロンやオームら科学者十二人の列伝を通して電気の歴史をひもとく。

科学の社会史　古川安

大学、学会、企業、国家などと関わりながら「制度化」の約五百年の歩みを進めて来た西洋科学。現代に至るまでの歴史を概観した定評ある入門書。

ロバート・オッペンハイマー　藤永茂

マンハッタン計画を主導し原子爆弾を生み出した男、オッペンハイマーの評伝。多数の資料をもとに、政治に翻弄・欺かれた科学者の愚行と内的葛藤に迫る。

科学的探究の喜び　二井將光

何を知り、いかに答えを出し、どう伝えるか。そのプロセスとノウハウを独創的研究をしてきた著者が具体例を挙げ伝授する。文庫オリジナル。

πの歴史　ペートル・ベックマン／田尾陽一／清水韶光訳

円周率だけでなく意外なところに顔をだすπ。ユークリッドやアルキメデスによる探究の歴史に始まり、オイラーの発見したπの不思議さがイメージ豊かに解説。版を重ねて読み継がれる定番の入門教科書。

やさしい微積分　L・S・ポントリャーギン／坂本實訳

微積分の基本概念・計算法を全盲の数学者がイメージ豊かに解説。練習問題・解答付きで独習にも最適。

相対性理論（下）
W・パウリ／内山龍雄訳

アインシュタインが絶賛し、物理学者内山龍雄をして、研究を措いてでも訳したかったと言わしめた、相対論三大名著の一冊。（細谷暁夫）

調査の科学
林知己夫

消費者の嗜好や政治意識を測定するとは？ 数量的表現の解析手法による社会調査の論理と方法の入門書。（吉野諒三）

インドの数学
林隆夫

ゼロの発明だけでなく、数表記法、平方根の近似公式、順列組み合せ等大きな足跡を残しているインドの数学を古代から16世紀まで原典に即して辿る。

幾何学基礎論
D・ヒルベルト／中村幸四郎訳

20世紀数学全般の公理化への出発点となった記念碑的著作。ユークリッド幾何学を根源までの観点から厳密に基礎づける。

素粒子と物理法則
R・P・ファインマン／S・ワインバーグ／小林澈郎訳

量子論と相対論を結びつけるディラックのテーマを対照的に展開したノーベル賞学者による追悼記念講演。現代物理学の本質を堪能させる三重奏。

ゲームの理論と経済行動 I（全3巻）
ノイマン／モルゲンシュテルン／銀林浩／橋本和美／宮本敏雄監訳／阿部修一訳

今やさまざまな分野への応用もちじるしい「ゲーム理論」の嚆矢となった記念碑的著作。第Ⅰ巻はゲームの形式的記述とゼロ和2人ゲームについて。

ゲームの理論と経済行動 II
ノイマン／モルゲンシュテルン／銀林浩／橋本和美／宮本敏雄監訳／橋本和美訳

第Ⅰ巻でのゼロ和2人ゲームの考察を踏まえ、第Ⅱ巻では、プレイヤーが3人以上の場合のゼロ和ゲーム、およびゼロ和2人ゲームについて論じる。

ゲームの理論と経済行動 III
ノイマン／モルゲンシュテルン／銀林浩／橋本和美／宮本敏雄監訳／下島英忠訳

第Ⅲ巻では非ゼロ和ゲームにまで理論を拡張。これまでの数学的結果をもとにいよいよ経済学的解釈の試みる。全3巻完結。（中山幹夫）

計算機と脳
J・フォン・ノイマン／柴田裕之訳

脳の振る舞いを数学で記述することは可能か？ 現代のコンピュータの生みの親でもあるフォン・ノイマン最晩年の考察。新訳。（野崎昭弘）

ちくま学芸文庫

計算機と脳

著　者　　Ｊ・フォン・ノイマン
訳　者　　柴田裕之（しばた・やすし）
発行者　　喜入冬子
発行所　　株式会社　筑摩書房
　　　　　東京都台東区蔵前二‐五‐三　〒一一一‐八七五五
　　　　　電話番号　〇三‐五六八七‐二六〇一（代表）
装幀者　　安野光雅
印刷所　　大日本法令印刷株式会社
製本所　　株式会社積信堂

二〇一二年十一月　十　日　第一刷発行
二〇二三年十二月二十五日　第三刷発行

乱丁・落丁本の場合は、送料小社負担でお取り替えいたします。
本書をコピー、スキャニング等の方法により無許諾で複製する
ことは、法令に規定された場合を除いて禁止されています。請
負業者等の第三者によるデジタル化は一切認められていません
ので、ご注意ください。

© YASUSHI SHIBATA 2011　Printed in Japan
ISBN978-4-480-09413-1　C0141